丁丁那点事

马志方　刘　春　刘俊生　主编

U0278074

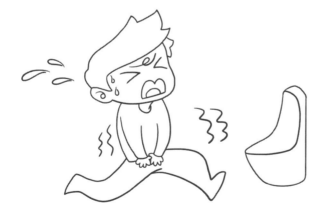

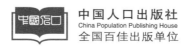

中国人口出版社
China Population Publishing House
全国百佳出版单位

图书在版编目（CIP）数据

丁丁那点事 / 马志方，刘春，刘俊生主编 . -- 北京：
中国人口出版社，2024.1
ISBN 978-7-5101-9139-8

Ⅰ.①丁… Ⅱ.①马… ②刘… ③刘… Ⅲ.①男性生
殖器疾病 – 诊疗 Ⅳ.① R697

中国国家版本馆 CIP 数据核字（2023）第 024967 号

丁丁那点事
DINGDING NADIAN SHI

马志方　刘　春　刘俊生　主编

责 任 编 辑	刘继娟　刘梦迪
策 划 编 辑	刘继娟
装 帧 设 计	华兴嘉誉
责 任 印 制	林　鑫　任伟英
出 版 发 行	中国人口出版社
印　　　　刷	北京柏力行彩印有限公司
开　　　　本	880 毫米 × 1230 毫米　1/32
印　　　　张	6.375
字　　　　数	138 千字
版　　　　次	2024 年 1 月第 1 版
印　　　　次	2024 年 1 月第 1 次印刷
书　　　　号	ISBN 978-7-5101-9139-8
定　　　　价	39.80 元

电 子 信 箱	rkcbs@126. com
总编室电话	（010）83519392
发行部电话	（010）83510481
传　　　　真	（010）83538190
地　　　　址	北京市西城区广安门南街 80 号中加大厦
邮 政 编 码	100054

编 委 会

主　编：

> 马志方　山西医科大学第一医院
> 刘　春　山西医科大学第一医院
> 刘俊生　山西卫生健康职业学院

副主编：

> 刘晋峰　太原和平医院
> 王旺龙　山西省吕梁市人民医院
> 李春风　山西医科大学第一医院

编　委（按姓氏笔画排序）：

> 马志方　山西医科大学第一医院
> 马岳鹏　晋中市博雅培文实验学校
> 王　燊　山西医科大学第一医院
> 王　鑫　山西医科大学第一医院
> 王仁杰　山西医科大学第六医院
> 王旺龙　山西省吕梁市人民医院
> 冯中文　山西省晋城大医院
> 成建军　山西省第二人民医院
> 刘　春　山西医科大学第一医院
> 刘俊生　山西卫生健康职业学院
> 刘晋峰　太原和平医院
> 李　俊　山西医科大学第一医院
> 李向东　介休市人民医院

李春风　山西医科大学第一医院

宋玉剑　太原和平医院

宋敬恩　交城县医疗集团人民医院

张　鑫　山西省第二人民医院

张俊平　阳泉煤业（集团）有限责任公司第三医院

郝海峰　山西医科大学第一医院

荆　强　山西医科大学第一医院

胡生银　大同市第五人民医院

胡佩胜　太原市万柏林区医疗集团中心医院

贾维嘉　山西晋中市第二人民医院

夏　晋　太原和平医院

高杨杰　山西医科大学第一医院

高利军　晋中市第一人民医院

高凯霞　山西医科大学第一医院

高俊平　山西医科大学第一医院

常　峰　长治医学院附属和平医院

崔　崟　山西省肿瘤医院

温光荣　石楼县人民医院

魏　敏　山西省汾阳医院

插　图：

宁端方　北京红阅科技有限公司

序 一

　　包皮与男性生殖器疾病是困扰大多数男性的常见疾病，因为遗传、环境因素、生活卫生习惯、健康生活方式等的影响，近年来年轻人包皮与男性生殖器疾病发病率明显升高。泌尿外科以及男科门诊就诊的包皮与男性生殖器疾病患者逐渐增多；尤其多见于学龄期儿童、青少年以及老年男性。

　　随着人口老龄化，近年来老年朋友包皮与男性生殖器疾病的发病率也在逐渐升高，那么，这些包皮与男性生殖器疾病的发生与哪些因素有关？如何预防？通过哪些表现可以诊断？治疗上有什么新方法和注意事项？本书的作者就是力求通过浅显易懂的语言去解答上述问题，让老百姓读到这本书就可以系统了解包皮与男性生殖器疾病的那点事，更好地科学预防和治疗包皮与男性生殖器疾病。

　　本书由山西省医师协会男科与性医学医师分会、山西省性学会前列腺疾病专业委员会组织专家编写而成，受山西省科学技术协会科学普及部科普著作项目资助，中国人口出版社权威出版。由于部分作者来自基层医院，编写经验不足，可能会导致部分内容不够严谨和翔实，希望广大读者提出宝贵意见，以便再版时完善修改。

2023 年 5 月

序二

　　近年来随着社会经济不断发展，我国人民人均寿命和健康水平均达到了历史新高度，自习近平总书记在党的十九大报告中提出健康中国建设以来，为积极推进健康中国建设，号召全社会应以疾病治疗为中心向以疾病预防为中心转变。世界卫生组织确定每年的 10 月 28 日为"世界男性健康日"，为了更好地宣传普及男性生殖健康科学知识，呼吁全社会关心男性健康，解决男性生殖健康、心理健康和社会承受能力等方面的困惑和疑惑，由山西省医师协会男科与性医学医师分会、山西省性学会前列腺疾病专业委员会联合发起，会聚省、市顶级三甲医院以及医联体单位的资深男科、性医学专家共同编写的继《前列腺那点事》之后的科普系列丛书《丁丁那点事》将在 2023 年和大家见面！

　　2023 年是全面贯彻落实党的二十大精神开局之年，是实施"十四五"规划承上启下的关键之年，是疫情防控政策优化调整后的奋进之年。山西省医师协会男科与性医学医师分会、山西省性学会前列腺疾病专业委员会坚持健康中国建设不动摇，加快科普宣传进万家，继续高举习近平新时代中国特色社会主义思想伟大旗帜，扎实推进主题教育，践行"我是健康的第一责任人"，将"我为群众办实事"进行到底，让男性朋友更健康！

本书采用图文并茂的形式，对老百姓关心的包皮与男性生殖器生理以及相关疾病的常见问题进行了通俗讲解，避免了不良健康生活方式、不良认识以及不良广告诱导给广大患者带去的精神痛苦和经济负担。全书分为包皮篇、龟头篇、阴茎篇、尿道篇、阴囊及其内容物篇、睾丸附睾篇、精囊腺及病变篇、精索篇、附属物篇、男性生殖器常见手术护理篇，并加载包茎和包皮过长及包皮相关疾病中国专家共识部分，系统地阐述了包皮与男性生殖器各种疾病的原因、表现和诊断治疗方法，并加入部分最新进展介绍，是适合广大患者和男性朋友日常阅读的科普读物。衷心希望通过本书可以传播包皮与男性生殖器相关疾病的科学知识，帮助男性朋友提高对包皮与男性生殖器疾病相关知识的认识，科学预防，规范诊治，为新时代健康中国建设尽一份微薄之力。愿关注包皮与男性生殖器健康，关爱包皮与男性生殖器的同人，为爱携手同行，我们永远在行动！

2023 年 5 月

前言

　　近年来随着社会经济的不断发展，生活节奏的不断加快，男性朋友来自各方面的压力增大，包皮与男性生殖器疾患越来越多，困扰着很多男性朋友，甚至影响到家庭和社会的和谐。

　　为积极推进健康中国、和谐社会的建设，更好地宣传、推广、普及包皮与男性生殖器相关健康知识。由山西省医师协会男科与性医学医师分会、山西省性学会前列腺疾病专业委员会联合发起，会聚山西省多家三甲医院及其医联体单位的多位资深男科及性医学专家群策群力，共同编写的继《前列腺那点事》之后的又一科普系列丛书《丁丁那点事》即将在近期出版发行。

　　本书共分为包皮篇、龟头篇、阴茎篇、尿道篇、阴囊及其内容物篇、睾丸附睾篇、精囊腺及病变篇、精索篇、附属物篇、男性生殖器常见手术护理篇，并加载包茎和包皮过长及包皮相关疾病中国专家共识部分。通过问答以及漫画的形式，生动形象并全面系统地阐释了包皮与男性生殖器各种疾病的病因、症状表现、诊疗方法以及前沿进展，是适合广大医务工作者和男性朋友日常阅读的科普读物。衷心希望通过本书可以进一步传播包皮与男性生殖器相关疾病的科学知识，帮助广大男性朋友提高对包皮与男性生殖器疾病的认识，达到科学预防，规范诊治的目的！

在《丁丁那点事》即将付梓之际，我们衷心感谢各位编委所付出的艰辛劳动！希望此书成为广大泌尿男科医务工作者、科普宣传者以及广大男性朋友工作生活中的重要参考文献之一，同时我们也期盼大家在阅读过程中不断提出宝贵意见和建议，以便今后不断完善。

由于我们编委日常工作繁重，时间仓促且水平及专业知识有限，错误和不妥之处在所难免，敬请广大读者批评指正！

本书编委会

2023 年 5 月

目 录

第四部分　尿道篇　055

第七部分　**精囊腺及病变篇**　**123**

第八部分　**精索篇**　**133**

第九部分 附属物篇   147

第十部分 男性生殖器常见手术护理篇   157

第一部分

包皮篇

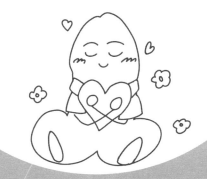

01

你知道什么是包皮吗

　　包皮是由皮肤、皮下组织及黏膜上皮移行区构成的一个特殊结构。不像身体其他解剖部位，阴茎包皮的概念有广义和狭义之分，广义包皮即包裹龟头和整个阴茎的皮肤、皮下组织及其内在的黏膜移行区和冠状沟后壁部的皮肤。狭义包皮即广义包皮的外 1/3，是由外层皮肤、皮下组织和内层的黏膜移行区共同构成的双层滑动性囊袋状结构。包皮内板和龟头部共同组成的腔隙称为包皮腔。在尿道外口下方、阴茎腹侧中线上有一纵行皮肤皱褶，称为包皮系带，在勃起时，对龟头部有牵拉作用，以防止龟头反翘。

　　包皮的生理功能主要表现为具有一定润滑功能和对阴茎头起到保护作用。

02

什么是包皮垢

包皮、龟头表面脱落的细胞，分泌的黏液以及细菌、尿液等共同形成包皮下白膜样物质，称为包皮垢。

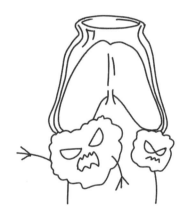

包茎患者有大量包皮垢堆积于包皮下冠状沟处，甚至部分患者可以看见或扪及包皮下肿块样包皮垢。包皮垢可以引起包皮龟头炎、包皮结石等，并且可能增加阴茎癌的发病率。

什么是包皮嵌顿

包皮口过紧，包皮上翻至龟头后方，如果未及时复位，包皮缩窄环阻碍静脉、淋巴管血液回流，引起包皮水肿，龟头呈暗紫色，包皮水肿也使得缩窄环越来越紧，最终导致包皮嵌顿。嵌顿时间过长，包皮、龟头将出现缺血性坏死。因此，包皮口狭窄者，包皮上翻至龟头后方，应及时复位，如不能复位，必要时需手术进行复位。

什么是包皮龟头炎

包皮过长或包茎常并发包皮龟头炎，包皮龟头炎是龟头与包皮间的弥漫性炎症，炎症可产生疼痛、红肿、发痒。它又分为包皮炎和龟头炎，由于二者常常同时出现，故称为包皮龟头炎。感染性包皮龟头炎，常由于白假丝酵母菌、滴虫、衣原体、支原体、淋病双球菌或其他细菌感染引起。非感染性的包皮龟头炎是由于包皮过长、清洁不够、包皮和龟头之间的不洁物即包皮垢刺激引起，多见于个人卫生观念差者或青少年。包茎和包皮过长时，包皮腔内腺体分泌物及阴茎头变性上皮脱落，积聚在包皮腔内，形成包皮垢，可被细菌、病毒、滴虫、真菌感染，刺激包皮内板及阴茎头，引起红肿、糜烂、溃疡及瘢痕形成，严重者可造成排尿困难和尿液反流，引起尿路感染。

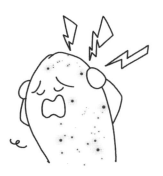

05

目前对包皮环切术的总体认识是什么

包皮环切对人类的健康总体是有益的。这已经被古代和现代医学所证明，世界卫生组织（WHO）出版了大量有关男性包皮环切与预防人类免疫缺陷病毒（HIV）感染的手册和包皮环切术的规范，主张包皮环切术能预防包皮感染，还能有助于减缓艾滋病病毒的传播。

在治疗性和非治疗性包皮环切手术方面，应严格掌握手术适应证。医生应用自己掌握的熟练技术，用安全、效果好的器械，牢记微创的原则，减少包皮环切的并发症，使包皮环切术易被接受，并能达到治疗和预防疾病、美容阴茎外观、患者终身受益的目的。

由于历史、宗教、文化以及经济社会发展等诸多因素的影响，我国总体的包皮环切术比例很低，年轻者的比例略高，越来越多的人已开始注意到包皮环切的必要性。

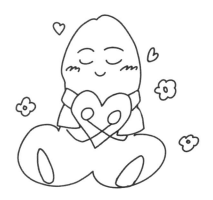

06

包皮环切术对男婴幼儿有什么益处

婴幼儿期的生理性包茎，如无排尿困难、感染等，不必治疗。3岁以后仍有包茎者应适当治疗，包括非手术治疗与手术治疗。保持局部清洁卫生是所有包茎和包皮过长患者的基本治疗措施，清洗时注意动作轻柔，避免包皮、系带撕裂损伤。

非手术治疗：①局部类固醇软膏治疗：可选用曲安奈德、氢化可的松和倍他米松等；②手法翻转：显露尿道口及包皮内板与阴茎头的粘连，上翻包皮至完全显露冠状沟；③包皮口扩张：用弯血管钳或无齿镊扩张包皮口，分离包皮内板与阴茎头之间的膜性粘连，同时清除包皮垢直至完全显露冠状沟；④气囊导尿管扩张法等。

包皮环切术对男婴幼儿的益处：

（1）可以解除包茎的危害。由于包皮长期包裹着龟头，包皮内湿度、温度增高，细菌容易生长繁殖而发生炎症。

（2）降低阴茎皮肤感染的发生率达 3 倍。

（3）降低尿道感染的发生率达 10 倍。

07

包皮环切术对成年男性有什么益处

包皮环切术对成年男性有以下几点益处。

（1）术后可以降低阴茎癌的发生率达 20 倍以上。

（2）可以降低患前列腺癌的风险达 2 倍。

（3）术后经阴茎—阴道性交感染艾滋病病毒的概率降低 60%。

（4）对预防人乳头瘤病毒、梅毒、软下疳等性传播疾病也有实质性的保护作用。

（5）包皮环切术后，成年男性的性功能与未环切者一样好或更好。

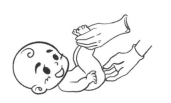 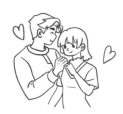

08

包皮环切术对配偶或性伴侣有什么益处

包皮环切术对配偶或性伴侣有以下几点益处。

（1）可以降低配偶阴道感染的发生率，特别是感染厌氧菌、革兰氏阴性杆菌、链球菌和支原体的概率，明显减少细菌性阴道综合征的发生。一些研究报道，未切除的包皮与厌氧菌以及革兰氏阴性杆菌、链球菌和支原体的存在有关。这些细菌均可能传播给妇女，引起细菌性阴道综合征。

（2）由人乳头瘤病毒（HPV）所致的宫颈癌的风险降低5倍。

（3）大多数妇女更喜欢包皮环切术后阴茎的局部卫生状况及外观，更乐意与之进行性活动。

09

包皮环切术与阴茎癌的相关性你知道多少

包皮内板表面及龟头表面是一层黏膜组织，此层组织保持湿润以适应阴茎的性交功能。包皮垢的生理功能即在于保持包皮腔的湿润。有研究表明，包皮垢由包皮内板黏膜的细小突起产生。内板黏膜的细胞不断向表面生长，生长到一定程度即发生脂肪变性，变性的组织脱落形成包皮垢。包皮过长或包茎时，包皮垢易在包皮腔内积聚，可对龟头产生慢性刺激，而导致阴茎癌的发生。目前认为，包皮过长和包茎是阴茎癌的重要致病原因。其证据主要有以下几方面：

（1）阴茎癌患者绝大多数有包茎或包皮过长病史。

（2）早期行包皮环切术，阴茎癌的发生率显著降低。一些国家和地区，由于宗教原因，新生儿出生后即行包皮环切术，在这些国家和地区阴茎癌少见。例如，在以色列，男婴出生后 10 天即行包皮环切术，阴茎癌的发生率仅为 0.1/10 万，而亚洲一些国家可达（0.34 ～ 1.09）/10 万。

（3）包皮垢在动物试验中发现有致癌作用。

（4）目前有研究认为男性包皮感染 HPV 与阴茎癌有密切关系，包皮环切术可降低男性 HPV 的感染率。

10

包皮过长与包茎你了解吗

包皮过长是指包皮包绕整个龟头，不能使龟头外露，但上翻时可暴露龟头及冠状沟；包茎是指包皮口狭小，包裹龟头，且包皮不能上翻暴露龟头及冠状沟。

包茎分为先天性包茎和后天性包茎。先天性包茎可见于每一个正常的新生儿及婴幼儿。小儿出生时包皮与龟头生理性粘连，随着小儿生长，粘连逐步被吸收，包皮与龟头分离，至3～4岁时，随着阴茎、龟头生长及阴茎勃起，包皮可逐渐自行向上退缩，外翻包皮可暴露龟头。

小儿3岁后90%的包茎自愈，17岁以后仅有不足1%有包茎。包茎自愈后的小儿大部分有包皮过长，属正常现象。

后天性包茎多继发于包皮龟头炎及包皮与龟头的损伤，遗留瘢痕形成而致挛缩，皮肤失去弹性及扩张能力致包皮不能向上翻起，且常伴有尿道外口狭窄，这类包茎不能自愈。

临床症状：包皮过长者平常注意清洁卫生，一般无明显临床症状；包茎包皮口狭窄，明显者不能上翻暴露尿道外口，严重者呈针眼状，可致排尿困难、尿线变细，排尿时包皮囊鼓起，包皮囊内可积存大量的包皮垢，隔着包皮可见白色小肿块，易被家长误认为是肿瘤，同时可诱发包皮龟头炎，急性期可红肿疼痛伴脓性分泌物，若反复发作，引起阴茎痒痛，小儿易养成挤压阴茎，甚至引起手淫等不良习惯，年长日久可诱发阴茎癌，应引起高度重视。

治疗：单纯的包皮过长可不必手术；若合并明显狭窄环、反复发作包皮龟头炎及包皮龟头粘连者，包皮慢性炎症增厚皲裂、包皮嵌顿倾向者，可行包皮环切术；婴幼儿的先天性包茎如无症状可不处理，如有症状，可试行逐渐轻柔上翻包皮以利扩大包皮口，逐至暴露龟头以清除包皮垢；对龟头包皮炎患儿急性期予以抗炎对症治疗，待炎症消退后试行手法分离包皮，无效时可考虑行包皮环切术；后天性包茎因有纤维狭窄环，需行包皮环切术。

其手术方式有：传统包皮环切术、改良包皮环切术、传统套扎器包皮环切术、内置式套扎器包皮环切术、一次性包皮环切吻合器包皮环切术等。

综上所述，关于包皮过长及包茎方面的健康咨询，还需就诊专业正规的专科医生，医生会根据每个人的具体情况综合分析，考虑保健及治疗方案以及需要手术的适应证及禁忌证，制定个体化诊疗方案，以守护患者身心健康，切不可掉以轻心！

11

包皮环切的手术适应证有哪些

（1）包皮过长：单纯的包皮过长，可不必手术治疗，注意局部清洁就行。对于存在明显狭窄环、反复诱发包皮龟头炎、慢性包皮炎症增厚、包皮龟头裂、有包皮嵌顿倾向的包皮过长者，或合并尖锐湿疣等良性赘生物者主张积极手术治疗。

（2）包茎：先天性包茎存在粘连自然松解的可能，故可观察至学龄前，若仍未能自然上翻或反复感染者，则建议手术治疗；后天性包茎，尤其是包皮口硬化苔藓样变所致的包茎应尽早手术。

（3）包茎或包皮过长者，伴包皮、阴茎头炎反复发生，且急性感染已被控制。

（4）包茎或包皮过长伴有包皮良性肿瘤或尖锐湿疣等。

（5）包皮虽能翻转，但可见明显狭窄环，易造成包皮嵌顿者。

（6）包皮慢性炎性增厚，阴茎勃起致包皮皲裂，影响性交或有包皮嵌顿倾向者。

（7）因美容、宗教信仰等原因要求手术者。

（8）包皮过长致其配偶有反复发作阴道炎、宫颈炎等生殖道感染者。

（9）儿童包茎存在后尿道瓣膜、膀胱输尿管反流，反复泌尿系感染者。

包皮环切的手术方法哪种更好？小鸟出头还是用枪好

包皮环切手术到底有哪些手术方式？它们的优缺点又是什么呢？

（1）传统包皮环切术：包皮环切术（circumcision）是泌尿男科开展最早的、最简单的小手术。它是将阴茎头部多余包皮进行切除，使阴茎头部外露出来的一种手术，是治疗包茎、包皮过长及防止其并发症的有效治疗方法。手术过程 20 ～ 30 分钟，手术的风险相对较小。手术的目的是通过手术让阴茎头彻底暴露出来。手术方式有经背侧剪开包皮切除法、血管钳切除法、袖套切除法等。随着医疗设备与器械的改进以及手术者经验的提高，相继提出电刀环切术、激光环切术、韩式美容整形术等。

传统包皮环切

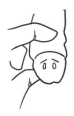
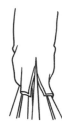
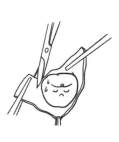

包皮环辅助环切

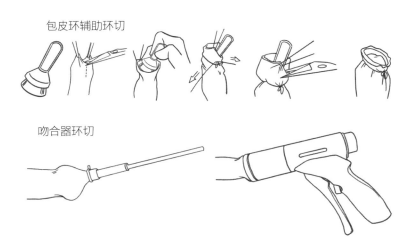

吻合器环切

（2）一次性包皮环辅助包皮环切术：俗称"套环"，根据阴茎直径选择匹配的吻合器，吻合器分内环和外环。阴茎上先套入内环，将包皮翻至内环上，调整内外板长度，将外环与内环卡死，切除多余包皮。卡死部位包皮于术后2周左右自然坏死、脱落。

（3）一次性包皮环切吻合器辅助的包皮环切术：俗称"打枪"，根据阴茎直径选择匹配的环切器。放入钟形龟头罩，调整系带及内板长度后一次性切割多余包皮，同时钛合金缝合钉固定，弹性绷带包扎切口。

不同手术方式的优缺点比较：①传统包皮环切术。优点：适合人群广、切口愈合快、水肿消退快、费用整体少；缺点：手术时间长、术中出血量多、术后易出血、切口愈合前不能洗澡。②一次性包皮环辅助包皮环切术。优点：手术时间短、术中无出血、术后出血概率小、术后当日即可淋浴；缺点：术后疼痛不适、约1周后拆环、切口愈合迟（为2～4周）、水肿消退慢。③一次性包皮吻合器辅助包皮环切术。优点：手术时间短、术中出血少、术后水肿轻、术后恢复快、缝合钉自动脱落；缺点：费用相对高。

总结：作者多年专注于各种一次性包皮环切吻合器的临床使用，近年专注于枪式一次性钛钉包皮环切吻合器的临床使用研究，术中、术后并发症更少。因此告诉大家，作为泌尿外科医师，我们应该践行使用枪式一次性钛钉包皮环切吻合器，完整、准确、全面贯彻新发展理念，实现包皮环切术高质量跨越式发展，因此值得临床推广使用！"枪打出头鸟"，要想让"小鸟"出头，还是用枪打好！

13
包皮环切术常见的并发症有哪些

（1）切口出血：常见的原因有出血点处理不当或结扎线脱落，护理不当，阴茎过度勃起、凝血功能障碍等；环类器械出血及血肿概率较低，缝合器类器械如操作不熟练，血肿发生率略高；阴茎过度勃起，切缘及系带处渗血，较小的渗血可用纱布适当加压包扎，出血过多或血肿形成者需打开切口，清除血肿，彻底止血。

（2）包皮内板淋巴性水肿：是由于内板保留太多所致，轻度水肿可自行消退；长时间严重水肿，大多可逐渐减轻，自行缓解，必要时需再次行整形手术。

（3）切口裂开：多见于系带侧，可能与局部切口张力大或者感染有关。治疗上应先去除病因，局部裂口长度小于2cm、无感染者可自行愈合；局部裂口较大者，感染控制后行清创缝合。

（4）切口感染：不同手术方式发生率略有不同，多因术前包皮和阴茎头的炎症未得到控制、术中消毒不彻底、术后包扎不严密、尿液浸渍敷料等致切口污染、继发细菌感染。治疗方法包括去除病因、清洁创面、选用敏感抗生素等。

包皮环切术后应该注意什么

所有做过包皮环切手术的患者，手术当天应该注意休息，避免熬夜，尤其不能观看刺激性的影片和书籍，如造成阴茎的异常勃起，那样容易撕裂包皮吻合的伤口造成出血。根据具体情况可以口服3～5天的抗生素预防感染，同时要保证局部伤口敷料的干燥和清洁，如果发现敷料污染和潮湿应该及时到医院更换。饮食方面应该以清淡、有营养的食物为主，避免食用生冷以及辛辣刺激的食物。不要抽烟喝酒，作息要规律，保证充足的睡眠。术后1个月内不要剧烈运动，不要做重体力活，尽量穿宽松的内裤，避免性生活。

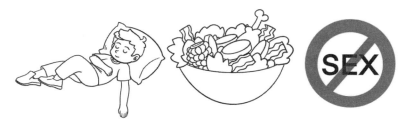

15

为什么包茎、包皮过长需要手术治疗

目前包茎、包皮过长治疗的主要手段是包皮环切术。那么包茎与包皮过长为什么要行包皮环切术？现将益处归纳如下：

（1）更易于保持阴茎卫生。

（2）降低儿童发生泌尿系感染的风险。

（3）有效预防龟头及包皮炎症的发生。

（4）预防包皮出现瘢痕组织的潜在风险，降低包皮过长、包茎及嵌顿包茎的发生率。

（5）降低性传播疾病的感染风险，特别是溃疡性疾病，如软下疳和梅毒。

（6）降低 HIV 感染风险：在男性包皮环切术后由于明显减少包皮内板面积，直接导致 HIV 病毒靶向细胞减少，从而减少 HIV 病毒感染，有效降低 HIV 感染率。

（7）降低阴茎癌发生的风险。

（8）降低女性伴侣发生宫颈癌的风险。

这下你了解为什么包皮包茎需要手术治疗了吧！

第二部分

龟头篇

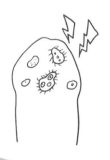

01

龟头炎都有哪些类型？如何处理

　　龟头炎，顾名思义就是出现在龟头部位的炎症，相当常见，大约 10% 的男性在其一生中都会出现这种情况，如果炎症发生过程涉及包皮，则称为龟头包皮炎。

　　龟头包皮炎分为感染性和非感染性病因，与年龄无关。

　　疼痛、发红和瘙痒是龟头包皮炎的常见症状，与卫生条件差有关，因为包皮下的潮湿环境会导致炎症的发生。其中，白念珠菌是在某些情况下引起感染的最常见酵母菌，特别是当患者存在糖尿病、包皮肿瘤、免疫缺陷等情况时。龟头炎的其他感染性病因包括性传播疾病（淋病、衣原体、疱疹病毒、人乳头瘤病毒、梅毒和滴虫病等）。非感染性病因包括卫生条件差、化学刺激物（洗涤剂和杀精剂）、药物过敏、病态肥胖、过敏反应和局部创伤。

　　治疗上，首先排除性传播疾病的感染，改善或通过经常清洗和擦干包皮来实现适当的卫生习惯，局部抗真菌药是包皮炎患者的首选治疗。如包皮炎经常复发，特别是在糖尿病和免疫功能低下患者中，推荐包皮环切术。

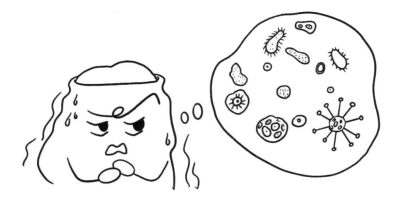

02

龟头血管瘤是啥病？如何治疗

　　龟头血管瘤是血管瘤的一种，患病以后会使阴茎龟头部位的局部呈现红褐色或紫黑色赘生物，一般会高出龟头表面少许，触之柔软，压之褪色，发病原因和发病机制尚不明确，目前主要认为与血管增生以及血管异常增殖有密切关系，如果不进行正确的治疗，在性生活的时候局部可能会出现破裂出血。治疗以物理治疗为主，包括激光疗法、微波疗法、液氮冷冻法、放射疗法、铜针疗法等。

03

龟头肿物都是恶性的吗？常见龟头肿物都有哪些

很多男性朋友会遇到龟头上长"肿物"的情况，那么这些肿物是怎么回事？到底是良性的还是恶性的呢？如何治疗呢？大家一般都会比较着急，其实阴茎头上长出来的小肿物，大多数情况是良性的，这些肿物常常表现为小肉芽、小颗粒等，有些会伴有疼痛。

阴茎头上最常见的肿物：

（1）尖锐湿疣：是由人乳头瘤病毒（HPV）引起的性病，90% 是由性生活传播，潜伏期（从感染到发病）3 周到 8 个月。初期是肉色或粉红色乳头状小肿物，逐渐增大呈菜花状、鸡冠状。醋酸（或白醋）涂敷，3 ～ 5 分钟会变成白色。不痛不痒，容易复发。

（2）珍珠样丘疹：又称为阴茎珍珠样丘疹病，多见于包皮过长者，可长期存在。目前学者大多认为这是一种正常的生理变异，不会对健康造成影响，也不会通过性交感染和传播。

（3）生殖器疱疹：主要是由于 2 型单纯疱疹病毒（HSV-2型）引起的性传播疾病，潜伏期 2 ～ 10 天，好发于男性生殖器的皮肤黏膜交界处，一般患病部位先有红斑、烧灼感，很快在红斑基础上出现 3 ～ 10 个"针头大小、簇集成群"的小水疱，伴有瘙痒，3～5天变为脓疱，破溃后形成糜烂和溃疡，自觉疼痛，最后结痂愈合。整个病程可持续10～20天，但会反复发作。

（4）包皮龟头炎：是指包皮内板与阴茎头的炎症，局部发红、痒或疼痛，可有水肿。

（5）阴茎癌：一般最常起源于阴茎头、冠状沟和包皮内板黏膜，以及阴茎皮肤的恶性肿瘤。它是阴茎最常见的恶性肿瘤，占阴茎肿瘤的90%以上。20世纪50年代以前，阴茎癌是我国男性泌尿生殖系统最常见的恶性肿瘤之一，随着卫生条件的不断改善，阴茎癌的发病率迅速下降，阴茎癌已成为罕见肿瘤。该病病因不明，但包茎是常见的发病原因。

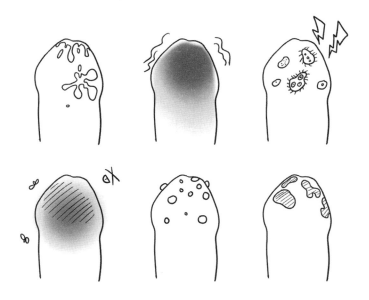

第三部分

阴茎篇

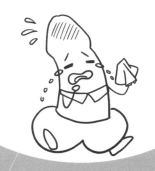

什么是小阴茎

大数据统计，男性在 1 岁以前阴茎有较快发育，1 ～ 10 岁阴茎发育缓慢，11 ～ 15 岁阴茎进入快速发育期，16 岁以后虽也有发育，但发育较缓慢。

我国成年男性阴茎静态长度平均为 5 ～ 6cm，牵拉长度（相当于勃起长度）平均为 11 ～ 13cm，一般以牵拉长度代表阴茎的有效长度。国内尚缺乏各年龄组阴茎长度的正常参考值范围。一般认为成人阴茎松软时 < 4cm，拉长时 < 7cm，有效勃起 < 9.5cm 即为阴茎短小。

小阴茎（Micropenis）是指阴茎外观正常，长度与直径比值正常，但阴茎体的长度小于正常阴茎长度平均值 2.5 个标准差以上。

在临床上，促性腺激素分泌不足的性腺功能减退和促性腺激素分泌过多的性腺功能减退都会导致小阴茎，当然还有些男孩子是原发性小阴茎。这些患儿可能伴随无阴囊或睾丸小、软、下降不全或缺如等畸形，在肛门指诊检查中，前列腺也较正常小。

小阴茎患者可有性染色体异常，如 Klinefelter 综合征（47，XXY）、多 X 综合征（48，XXXY 及 49，XXXXY）、多染色体（69，XXY 三倍体）畸形。因此在诊断中除了常规的血糖、钾、钠测定或生长激素有关的激素检查及甲状腺功能测定外，染色体核型也是必要的。对促黄体生成素（LH）、促卵泡生成素（FSH）、睾酮低者，应怀疑原发性睾丸功能低下，可做人绒毛膜促性腺激素（HCG）刺激试验，如睾酮、LH、FSH 均小于 3.45nmol/L，则睾丸功能不足；如睾酮、LH、FSH 均低，则做促性腺激素释放激素刺激试验，以鉴定腺垂体功能。

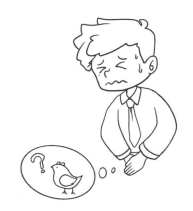

02

阴茎弯曲手术的适应证有哪些

"医生，我的阴茎勃起后像个香蕉，很弯曲，我该怎么办呢？"

"你是得了医学上说的阴茎弯曲。"

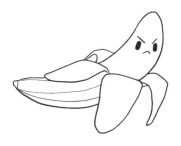

　　阴茎所有组织的正常弹性和顺应性对于勃起功能是至关重要的，当阴茎充血后其组织向各个方向膨胀，白膜和阴茎海绵体的纤维隔在其顺应范围内伸展，然后胀大转变为坚硬。正常阴茎组织弹性是对称的，且勃起后阴茎是直的，而对于阴茎弯曲者，勃起时某个方向存在相对的不对称。

　　阴茎弯曲可以是先天性的，也可以是获得性的，获得性阴茎弯曲是阴茎外伤后不可避免的结果，许多患者同时伴有阴茎硬结症（Peyronie 病）。先天性阴茎弯曲又可分为不伴有尿道下裂的痛性勃起和单纯性先天性阴茎弯曲。对于不伴有尿道下裂的痛性勃起和弯曲较大影响正常夫妻生活的可以进行手术矫正，效果也是非常明显的。

03

阴茎去哪儿了，如何鉴别

　　"医生，我儿子的'小鸡鸡'去哪儿了？"在泌尿外科门诊，经常碰到这样的问题，下面我们来科普一下隐匿性阴茎。

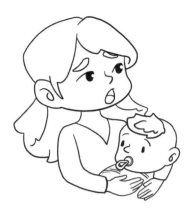

　　隐匿性阴茎多见于肥胖体形的儿童，其特点为包茎，阴茎周围皮下脂肪很厚，阴茎皮肤发育不良，阴茎海绵体及尿道海绵体发育欠佳，阴茎体不能进入阴茎皮肤及包皮腔内。因此，阴茎被埋没于包皮及耻骨区皮下脂肪组织内。隐匿性阴茎因尿道弯曲而致尿线不能前射，严重的可引起尿潴留，部分儿童有自卑感，成年人常不能性交。该病需与小阴茎及无阴茎相鉴别，但是根据患儿的体形及仔细的查体是不难分辨的。

04

隐匿性阴茎有什么识别技巧

　　隐匿性阴茎，是一种阴茎显露不良的现象，指正常的阴茎被耻骨前过多的脂肪所埋藏，在阴茎和筋膜之间有异常的肉膜索带牵扯阴茎，致使阴茎不同程度地被束缚。对于肥胖的成年人，是因耻骨上局部大量堆积的脂肪隐匿了阴茎轮廓；对婴幼儿，是因耻骨上筋膜未能与阴茎深筋膜固着，从而阴茎的正常轮廓被隐匿；对于儿童，可能两者兼而有之。

　　隐匿性阴茎也常与埋藏性阴茎、束缚性阴茎混淆、通用、共用、互用，有的医生甚至直接地、明确地说是一种疾病。

　　隐匿性阴茎、埋藏性阴茎和束缚性阴茎虽然都表现为阴茎显露不良，但其病因、病理解剖和治疗对策可能有细微的不同。隐匿性阴茎，是指阴茎皮肤没有附着在阴茎体上，而阴茎皮肤和阴茎体本身是正常的。在阴茎皮肤与阴茎体之间，有较多的脂肪堆积，尤其是阴茎根部。埋藏性阴茎，虽然也是阴茎体没有皮肤附着，却是由于阴茎皮肤有或多或少的不足；此外，阴茎体表面有不同程度的肉膜筋膜或纤维肌肉层附着，将阴茎体拉向腹壁；阴茎的周径可以正常，但阴茎的长度可能有不同程度的缩短。束缚性阴茎，一般指包皮环切术中因包皮切除过多而勉强将创口缝合，阴茎被束缚在阴茎皮下而不能伸直，属于医源性阴茎显露不良。隐匿性阴茎和埋藏性阴茎都表现为阴茎显露不良，在通常阴茎显露的部位仅见包皮呈皮丘状。对于肥胖儿童，将其阴茎皮肤向阴茎根部推开，可感觉阴茎体正常者，应首先考虑隐匿性阴茎；如果将包皮向阴茎根部推开，见包皮外板与下腹壁连续，或其间阴茎皮肤有所不足，而且阴茎根部并无明显的脂肪堆积，则应考虑埋藏性阴茎。鉴于目前对隐匿性阴茎、埋藏性阴茎和束缚性阴茎的区分还不十分明确，大多数人倾向于暂时还没有必要将三者进行区分，而笼统地诊断为阴茎显露不良。

　　对于青春期前儿童显露不满意的阴茎，不必急于施治；

随着小儿个体的发育，堆积的脂肪垫会逐渐减少乃至消失，阴茎的显露就相对比较满意；及至青春期，阴茎迅速发育，绝大多数阴茎得以正常显露而无须手术。

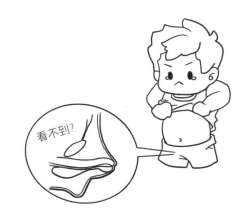

看不到？

05

多大年龄做隐匿性阴茎手术合适

关于隐匿性阴茎手术时机的选择目前还存在争议，一些专家建议在幼儿2～3岁开始站立排尿训练时可考虑手术，另一些专家考虑隐匿性阴茎不会影响阴茎发育，可推迟到学龄前，甚至青春期再手术也可以。

肥胖引起的轻中度隐匿性阴茎，在减肥和阴茎发育后症状可明显改善，建议在减肥和阴茎有一定程度发育后再重新评估手术指征；对于继发反复包皮阴茎龟头炎、尿路感染、影响排尿或导致家属情绪严重焦虑者，如非手术治疗无效，也可适时采取手术治疗。

06

隐匿性阴茎的术式有哪些

目前矫正隐匿性阴茎的手术方式有改良 Brisson 法、Sugita 法、Borsellino 法、Shiraki 法、Devine 法、改良 Johnstons 术、Radhakrishnan 术。

但尚未出现一种被广泛接受和推荐的方法，具体选哪一种医师可根据其对各种术式熟悉和掌握程度及患儿本身特点来采用。总的趋势是通过最简单的方法来解决问题，不增加额外的不适。手术基本要求是去除包皮口狭窄环，去除发育异常的肉膜纤维索带，有足够的包皮覆盖阴茎体，同时可在阴茎基底部固定缝合皮肤的真皮层和阴茎体 Buck 筋膜，术中要避开神经血管束和尿道，避免将阴茎 Buck 筋膜与耻骨骨膜缝合，或耻骨上筋膜与白膜固定，否则易造成痛性勃起。

07
丁丁最容易受什么伤

　　单纯阴茎损伤较少见，常与尿道外伤同时发生。那么，丁丁最容易受哪些伤呢?

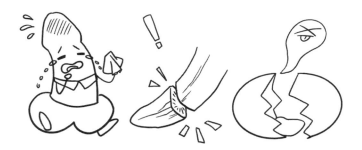

　　一般闭合性阴茎损伤较为常见，无皮肤的创口，常由对阴茎的直接暴力所致。主要原因是骑跨伤、踢伤、拐折伤。阴茎折断多在阴茎勃起状态下直接外力作用造成白膜及阴茎海绵体破裂，大多数是在勃起时撞击或弯折所致，其中用手自慰性屈曲所致最为多见，其次为粗暴性交所伤。阴茎脱位多系阴茎疲软状态受前方暴力（如骑跨栏栅、木桩）作用于阴茎根部，使阴茎脱离原来位置，移至腹壁、阴囊、腹股沟皮下，常伴有尿道损伤及尿外渗。阴茎绞窄多系戏耍、性欲怪僻、精神失常或为控制尿失禁而将阴茎用细绳、橡皮带扎紧或用塑料环、金属环套入阴茎，导致阴茎血液循环障碍，远端肿胀甚至坏死。

而开放性阴茎损伤则比较少见，其原因多为刀割伤、刺伤、枪弹伤、牲畜咬伤，阴茎卷入机器导致皮肤撕脱伤。精神病患者自伤或他伤也偶有发生。

（1）阴茎挫伤：多为皮肤挫伤，阴茎皮肤肿胀，皮下出血，也可出现皮下血肿或海绵体内血肿。有时合并前尿道的挫伤。

（2）阴茎折断：阴茎勃起时，阴茎海绵体膨胀变硬，白膜明显变薄而张力较大，钝性外力作用于阴茎时，可致1个或2个海绵体白膜破裂，甚至海绵体组织折断。阴茎折断的部位以根部最多，中央部次之，前部罕见。因阴茎根部与耻骨联合之间有阴茎韧带固定，当暴力致阴茎下折时很容易由根部折断。

（3）阴茎脱位：阴茎疲软时外力作用于阴茎根部导致阴茎、耻骨韧带以及支持组织撕裂，使阴茎移位至会阴或股部的皮下，若外力持续作用，可使阴茎从冠状沟部呈环状撕脱，脱离原皮肤覆盖，而被推移至阴囊、会阴、腹股沟、下腹或大腿根部内侧皮下，常伴有血肿，尿道损伤。

（4）阴茎绞窄：因细绳、橡皮带、金属环套扎于阴茎导致阴茎血液循环障碍，开始仅阻碍阴茎浅静脉的回流，逐渐造成阴茎远端皮肤和皮下组织高度水肿，继而阻碍动脉血流后，远端组织很快发生坏疽，如有排尿困难可合并尿道破裂或尿瘘。

（5）阴茎皮肤撕脱伤：由于阴茎及会阴皮肤移动性大，皮下组织松弛，加之男性外生殖器暴露，转动的机器皮带可将衣服与阴毛、皮肤绞缠、扭转、牵拉致使阴茎、阴囊皮肤一并撕脱。撕脱的范围大多是阴茎、阴囊皮肤同时撕脱，甚至波及会阴，也可单独撕脱阴茎或阴囊皮肤。

（6）阴茎横断：多见于机械性损伤、枪伤、爆炸及牲畜咬伤。可出现阴茎部分或完全离断，同时伴尿道损伤大出血。牲畜咬伤所致阴茎损伤，远端往往缺损，无法行再植术。

08

什么是阴茎"骨折"

所谓阴茎骨折，实际上是阴茎折断的一种形象化说法而已。

正是由于阴茎具有特殊的解剖结构和生理特点，所以当阴茎勃起时，由于海绵体充盈血液，阴茎的白膜处于高度紧张状态。这时，如果受到强烈的外力作用，有意识或无意识地使阴茎弯曲，即可导致海绵体白膜破裂。随着"啪"的一声清脆的响声，阴茎随即疲软。同时，还可伴有剧烈疼痛、阴茎肿胀、皮下淤血青紫并偏向受伤的一侧，这就是阴茎发生了"骨折"。至于阴茎"骨折"的原因，不外乎以下几个方面：其一，性交时勃起的阴茎未对准阴道口而猛烈地撞击会阴或其他部位，或在性行为姿势上自作聪明，乱翻花样，致使阴茎勃起时刹那间的强力弯曲。其二，在阴茎勃起或半勃起状态下，由于外来重力或钝力的作用，从而引起阴茎骨折。其三，有的人在手淫时，为了得到较强的刺激，常用手敲击或弯曲勃起的阴茎，还有的人不断将阴茎插入某种物体以求发泄性欲。

阴茎的任何部位均可发生"骨折"，但临床上常见于近端1/3处。阴茎"骨折"时除上述症状外，如果又发生阴茎筋膜损伤，出血可沿着筋膜内隙渗入阴囊或会阴部皮肤。无尿道损伤时排尿正常，倘若因血肿压迫，也可能引起排尿困难。

　　无论何种原因引起的阴茎"骨折"，都应及时到医院治疗，不可拖延，以免带来不可预测的后果和终身的遗憾。

为什么会有系带断裂

　　包皮系带位于包皮内龟头腹侧，通过冠状沟与龟头尿道口下方相连。其伸缩力较强，在阴茎勃起时可明显伸长，当阴茎软缩时则明显缩短，手淫猛烈或性交活动过于粗暴均可导致包皮系带撕裂，或者完全断离。

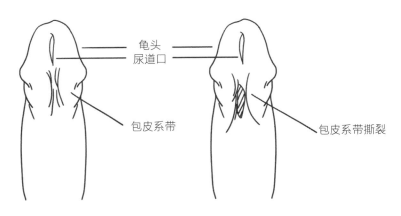

龟头
尿道口
包皮系带
包皮系带撕裂

造成包皮系带撕裂的原因主要是用力超负荷，如手淫时由于怕人看见想快速射精，于是动作剧烈，以此来增加局部刺激。在此情况下，十分容易引起包皮系带撕裂。其次在新婚之夜，由于男性缺乏性知识，在性交时过于急躁，或因处女膜坚韧，或因阴道痉挛，在阴茎强行插入的同时，由于阻力的关系造成包皮牵拉包皮系带而引起包皮系带撕裂。

　　当包皮系带撕裂后，患者表现有撕裂处的疼痛，以及较多的出血现象。包皮系带撕裂的程度轻重不同，较轻微的撕裂，只有系带部位在龟头处裂开，严重的则可见系带自龟头处完全断离。对于较轻微的包皮系带撕裂，可首先用红汞局部消毒，然后用凡士林纱条敷创面，外用纱布绷带包扎。损伤严重者，要立即进行局部止血并手术缝合。

什么是阴茎硬结症

　　阴茎硬结症（Peyronie 病）是以阴茎白膜内形成纤维样斑块为特征的男科疾病。它没有明确的病因，通常引起阴茎畸形继而造成不同程度的勃起功能障碍，常在中老年男性中发病。

　　勃起时，阴茎弯曲，并有疼痛，阴茎硬结处远端勃起不坚，严重畸形影响性交。阴茎疲软时，无疼痛。检查，阴茎体部可触及局限于阴茎海绵体白膜的、大小不同的纤维性硬结或索状硬块，无压痛，硬结常好发于阴茎体部的远端。

在检查中，常常需要外力或注射血管活性药物使阴茎勃起，客观判断阴茎勃起弯曲方向和程度，彩色多普勒超声检查可以客观地判断斑块或钙化的大小、病变数量以及评估疗效。海绵体低浓度造影了解硬结大小和纤维组织延伸生长情况、阴茎静脉关闭功能。

阴茎硬结症对药物治疗无效的勃起功能障碍患者，常用假体植入手术治疗。大多数轻、中度弯曲患者，嵌入阴茎假体可以伸直阴茎而不需要行另外的手术，但严重屈曲畸形的患者，植入假体前阴茎斑块处白膜必须做网状切开，使阴茎达到完全伸直的程度。

中学生如何养成"丁丁"卫生习惯

我们要尽早学会自己清洗丁丁。男生出生的时候绝大多数包皮过长，龟头不能显露，3岁之前只要排尿通畅，可以不用上翻清洗龟头。到了幼儿园阶段，活动增加，和小朋友在户外玩耍，局部容易接触脏东西，这时候爸爸妈妈应该知道帮助孩子定期清洗丁丁，最好可以上翻包皮显露龟头，如果不能上翻，说明是包茎，就要到医院请专业的医生帮助扩张包皮口，一般包皮弹性很大，扩张后经常上翻清洗，包皮口就会逐渐增大，一段时间后就可以轻松上翻清洗。到了6岁之后，我们男生就要知道自己定期清洗丁丁，每周2次左右，用普通浴液即可，切记一定要上翻包皮清洗里边的包皮垢。

包皮过长的男生包皮腔里容易堆积包皮垢，这是包皮内板油脂分泌物、脱落表皮和细菌的混合物，呈豆腐渣状，尿液也容易残留，不仅有异味，还容易引发感染，而且包皮垢已经被证实是阴茎癌的重要诱因。因此，男生从小就应该注意日常清洗，每周2~3次翻开包皮，用浴液清洗包皮和龟头，清除包皮垢，保持包皮干净清爽。

此外，我们要穿着合适松紧的内裤，一定要科学地清洗内裤。我们从上幼儿园开始就穿上内裤了，一些男孩为了要精干风度，总会穿着一条紧身内裤。但是你是否知道，长期穿紧身内裤很容易让我们的丁丁受到伤害。因为紧身内裤包裹着阴囊，使阴囊皮肤散热的本领得不到发挥，睾丸的局部温度也会随之升高，时间久了可能影响生育功能；并且紧身内裤可能影响阴囊局部的血液循环，尤其是妨碍静脉血液的回流，造成局部淤血，也会影响舒适度和生育。所以我们一定要选择松紧合适的内裤，既要美观，更要舒适健康。还有一个特别需要注意的问题：到底多久清洗一次内裤？一般来讲，大家知道我们的内裤经常会沾上残留的尿液和便便，所以我们建议每天清洗内裤，并且要与其他衣物分开单独清洗，最好用专用的盆手工清洗，尤其是内裤前后容易脏的部位更要仔细清洁。当然，如果出现紧急情况脏了内裤应该随时更换。

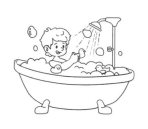
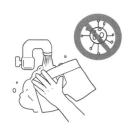
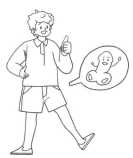

12

阴茎癌是怎么一回事

阴茎癌是发生于男性外生殖器——阴茎上的一种较少见的恶性肿瘤。多数起源于阴茎头、冠状沟和包皮内板黏膜以及阴茎皮肤，有时又称为龟头癌、包皮龟头癌。可以表现为病变部位的糜烂、溃疡、疣状突起、菜花样肿块等，较大的肿块会伴有感染、恶臭及出血。严重的病变会侵犯阴茎或尿道海绵体，引起排尿困难，它占阴茎肿瘤的 90% 以上。病理类型多样，最常见的病理类型是阴茎鳞状细胞癌，约占阴茎癌的 95%。它曾是我国男性泌尿生殖系统最常见的恶性肿瘤，随着人民生活水平的提高和卫生条件的改善，阴茎癌的发病率明显下降，目前已经成为少见肿瘤。

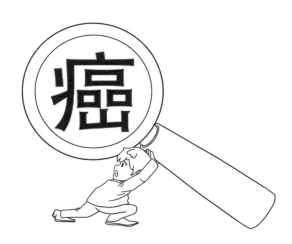

13

包皮过长、包茎会引起阴茎癌吗？还有哪些因素可能引发阴茎癌

目前原发性阴茎癌的病因仍未明确，但有研究结果表明，阴茎癌发病的高危因素有包茎、包皮过长合并局部卫生条件差，不良的卫生习惯以及人乳头瘤病毒（HPV）感染。其他的因素有阴茎龟头长期慢性炎症、大量吸烟、有性传播疾病或性伴侣多等。

14

阴茎癌的临床表现有哪些

阴茎癌常见的病变部位是阴茎头、冠状沟及包皮内板的皮肤。早期可以使皮肤仅出现局部糜烂、色红的慢性炎症表现，也可以有溃疡，或是丘疹、乳头状或扁平突起或小斑块等。病变逐渐增大，表面组织坏死后伴有分泌物及恶臭，或出血。对于包茎患者早期表现不明显，时常有龟头处红、肿、痛等炎性表现，或是瘙痒。病情发展后可触及包皮内有结节或肿块，逐渐增大，包皮口常有脓性或血性分泌物流出伴恶臭，可侵犯包皮穿出外露，伴有局部疼痛。阴茎癌患者常伴有单侧或双侧腹股沟淋巴结肿大，约 50% 肿大的淋巴结病理证实为转移癌。更晚期的患者会有盆腔淋巴结转移或内脏转移。阴茎癌很少发生在阴茎体部，阴茎头部增大的病灶可以侵犯体部甚至根部。侵犯尿道会引起排尿困难。

15

为什么阴茎癌的高发年龄在 40 ～ 60 岁

　　年龄低于 30 岁的阴茎癌患者较少见。其高发年龄在 40 ～ 60 岁，中位患病年龄为 50 岁。这考虑与包茎、包皮过长合并局部卫生条件差，不良的卫生习惯导致长年的慢性炎症刺激，人乳头瘤病毒（HPV）感染，以及成年后性伴侣多、不洁的性生活，长期大量吸烟有关。

16

阴茎癌的病理类型有哪些

　　阴茎癌的最终确诊是显微镜下的病理诊断。其病理类型多样，据世界卫生组织（WHO）阴茎恶性上皮性肿瘤组织学分类，将阴茎癌分为阴茎鳞状细胞癌、皮脂腺癌、神经内分泌小细胞癌、Merkel 细胞癌、透明细胞癌和基底细胞癌。其中阴茎鳞状细胞癌最常见，占阴茎癌的 95%，分为高、中、低三种不同分化程度，即对应不同的恶性程度。此外，还有两种特殊类型的阴茎癌：阴茎 Bowen 病和阴茎 Paget 病，有的病理学家将其归为癌前病变。

17

预防阴茎癌的发生应该注意什么

有学者认为阴茎癌是包茎或包皮过长的晚期并发症，是可预防的肿瘤。包茎或包皮过长极易在包皮腔内形成包皮垢堆聚，长期刺激黏膜反复发炎，最终诱发阴茎癌。因此，如是包茎患者，应尽早行包皮环切术。包皮过长的男性要经常清洗、保持包皮腔清洁，也可行包皮环切术，这些措施的目的就是去除有致癌作用的包皮垢。还要注意洁身自好，保证安全清洁的性行为，以降低 HPV 感染的风险。

18

怎样早期发现阴茎癌

阴茎癌多见于 40～60 岁有包茎或包皮过长的患者，首先要克服害羞、恐惧心理，有异常及时就医。其次，要有阴茎癌的疾病常识。早期癌变时阴茎头或包皮上皮肥厚，或是糜烂，自觉刺痛或烧灼样痛，包皮口有脓性分泌物，千万不要忽略。包茎或包皮不能上翻的男性，隔着包皮触摸有肿块或结节，局部有压痛，包皮外口常有脓性或血性分泌物自行流出，高度怀疑阴茎癌。没有包茎或包皮过长的病例，阴茎头部直接看到丘疹、溃疡、疣或菜花样斑块，边缘硬而不整齐，更要尽早到医院检查。在皮肤科就诊，长期不愈的阴茎溃疡应想到阴茎癌可能，活组织病理检查可帮助确诊。

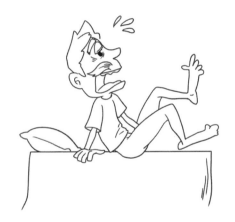

19

阴茎癌的手术治疗方法有哪些

阴茎癌的手术治疗方法有肿物局部切除术、阴茎部分切除术、阴茎全切除术、腹股沟淋巴结清扫术。

根据肿瘤的大小、部位、浸润深度及恶性程度，可选择不同的手术方法。

（1）肿物局部切除术：适用于较小且局限、无浸润的肿物，有的肿物病变在包皮上，仅行包皮环切术即可。

（2）阴茎部分切除术：适用于早期局限于阴茎头部的肿物，至少距离肿物边缘1cm切除，术中做切缘快速病理检查，确定是否切干净。该手术方法能保留患者部分性功能和站立排尿能力。

（3）阴茎全切除术：适用于较大的浸润性肿物，延及阴茎体部；复发的阴茎部分切除术后患者。因尿道外口移植至会阴部，患者须下蹲排尿。

（4）腹股沟淋巴结清扫术：适用于有腹股沟淋巴结转移的患者，清扫术前可先做快速病理检查确定是否有转移。

20

阴茎癌都是通过手术切除来治疗吗

阴茎癌的治疗以手术为主。根据肿物的大小、部位、恶性程度、浸润深度实行肿物局部切除术、阴茎部分切除术或是阴茎全切除术，伴有腹股沟淋巴结转移的患者需要进行淋巴结清扫术。当然阴茎癌的治疗并不完全是手术治疗，还有其他的治疗方式。

放射治疗也是重要的治疗方法之一。早期发现的阴茎癌，放射治疗与手术治疗的效果相当，并且可以保留阴茎的正常形态和功能。同时放疗还可以作为阴茎癌术前、术后的辅助治疗。对于晚期不适合手术的患者，姑息性的放射治疗对控制局部病变的发展、缓解症状、减轻痛苦有作用。

晚期患者也可以选择化疗，或是其他治疗的联合治疗方法。

21

阴茎癌治疗后应注意什么

阴茎癌治疗后应当注意定期复查。对于手术或是放疗而保留阴茎的患者，第 1 年每 2 个月复查一次，第 2 年每 3 个月复查一次，第 3 年每 6 个月复查一次，5 年后每年复查一次。对于阴茎全部切除的患者，第 1 年、第 2 年每 3 个月复查一次，第 3 年每 6 个月复查一次，以后每年复查一次。复查的项目有双侧腹股沟及盆腔淋巴结彩超，必要时做盆腔的 CT 或 MRI、胸部 X 线检查。体检时注意阴茎原发病灶治疗的局部是否有结节或肿物，是否有排尿困难表现。

22

做了阴茎部分切除术的患者还能进行性生活吗

阴茎癌患者行阴茎部分切除手术，在手术中，医生会切除肿瘤附近至少1cm的正常阴茎。在手术后，患者能否有性生活，主要取决于最终残留的阴茎有多长。能保留的阴茎足够长，就可以进行性生活。若患者两年后病情稳定，无复发，还可以选择阴茎再造整形术，一定程度的改善外观及恢复性功能。当然，因为患者术后的阴茎明显缩短，即使有性生活，也不能达到正常如初的满意效果了。

23

什么是阴茎癌的放射疗法

放射疗法是无法接受手术以及术后原发灶和（或）区域淋巴结复发患者的姑息性治疗。

对于早期直径＜4cm的阴茎肿瘤，给予外照射放疗联合近距离放射疗法或仅近距离放射疗法效果较好。近距离放射疗法的局部控制率达70%～90%。尽管局部复发率比部分阴茎切除术高，但通过补救性手术可控制复发。

对于手术无法切除的病例，辅助放疗可作为一种治疗的选择。

你知道阴茎癌的化疗适应证吗

（1）伴有腹股沟淋巴结转移的新辅助化疗：巨大的腹股沟淋巴结肿大表明存在广泛的淋巴结转移。不建议直接进行淋巴结手术，因为不太可能完整地手术切除，而且仅少数患者从中获益。这部分患者可以先进行新辅助化疗。化疗敏感的患者，通过新辅助化疗将原本不可切除的淋巴结降期，还可将原本需要阴茎全切的患者，降期至保留阴茎。

（2）根治性腹股沟淋巴结清扫术后淋巴结阳性的辅助化疗：目前辅助化疗方案强调联合用药，常用的化疗方案有TIP和TPF。推荐行3～4个周期的化疗，耐受性良好；且相比于未接受化疗的患者，接受化疗患者的中位生存期增加了11.6个月。有研究表明，伴有单个表浅腹股沟淋巴结转移的患者无论是否进行辅助化疗，均未发现复发。而伴有双侧腹股沟淋巴结转移和（或）盆腔淋巴结转移的患者在进行辅助化疗后仍有 50% 的复发率。

（3）术后出现转移或复发患者的挽救性化疗：转移性阴茎癌的化疗多采用以顺铂为主的联合用药，过去多采用顺铂 + 氟尿嘧啶、顺铂 + 氨甲蝶呤 + 博来霉素，后者因毒性剧烈，现在较少应用。目前的化疗方案引入了紫杉醇类药物，增强了化疗的疗效，安全性更高。

（4）化疗联合其他治疗：阴茎鳞癌的原发灶和转移灶均高度表达表皮生长因子受体（Epithelial Growth Factor Receptor, EGFR）。针对这种高表达，EGFR 的靶向治疗或许能成为一种安全有效的治疗方法。靶向药物常与化疗联合。西妥昔单抗发挥抗肿瘤作用的同时增强以顺铂为基础的化疗药物的疗效。化疗联合免疫治疗或其他临床试验药物也可能成为未来有效的治疗方法。

目前常用的化疗方案：

TIP 方案：第 1 天，紫杉醇 175mg/m^2；第 1 ～ 3 天，异环磷酰胺 1200mg/（m^2·d），顺铂 25mg/（m^2·d）。每 3 ～ 4 周，重复上述方案。

TPF 方案：第 1 天，多西他赛 75mg/m^2，顺铂 60mg/m^2；第 1 ～ 4 天，氟尿嘧啶 750mg/（m^2·d）。每 3 ～ 4 周，重复上述方案。

第四部分

尿道篇

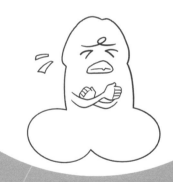

简述正常尿道是什么结构？有什么功能

男性尿道既是排尿通道又是排精通道，男性尿道起于膀胱颈部的尿道内口，止于阴茎头顶端，全长 16 ～ 22cm，管径 5 ～ 6mm，以尿生殖膈下筋膜为界限，将尿道分为前尿道和后尿道。前尿道包括尿道阴茎部和尿道球部，后尿道则包括尿道膜部和尿道前列腺部，前尿道全程有尿道海绵体包绕，又称尿道海绵体部。男性尿道全程有三个狭窄，三处扩大及两个弯曲，三个生理性狭窄分别位于尿道外口、尿道膜部及尿道内口，其中尿道外口最狭窄，而三处扩大则包括尿道舟状窝、尿道球部和前列腺部，其中前列腺部最为宽大，两个弯曲则是耻骨前弯和耻骨下弯。

尿道阴茎部是指从阴茎阴囊交界到尿道外口，是男性尿道活动度最大的部分，不太容易受伤，又分为尿道阴茎头部和尿道阴茎体部，尿道阴茎体部黏膜皱襞内形成尿道隐窝，其中有 Littre 腺的开口，在性生活时可以分泌黏液起到润滑作用。

尿道球部自尿生殖膈下筋膜起至阴囊阴茎交界处，尿道球部中有尿道球腺，又称 Cowper 腺，左右各一，大小与豌豆相似，产生的清亮黏稠分泌物起润滑作用，尿道球部是男性尿道中最容易损伤的部位，大多为骑跨伤，损伤机制是相对固定的球部尿道受压于会阴部硬物和耻骨联合之间。

尿道膜部位于精阜远侧与尿生殖膈下筋膜之间，穿过尿生殖膈，长度 1.5 ～ 2cm，是男性尿道中最短最狭窄的一段，骨盆骨折时，剪切暴力可以造成膜部尿道断裂或损伤，同时行尿道内器械检查时，也容易损伤该处。

尿道前列腺部长约 3cm，位于尿生殖膈上筋膜之上，完全在盆腔内，有前列腺包绕，是尿道最宽的部分，在其后壁的中部有一纺锤体状隆起，称为精阜，是经尿道手术时识别外括约肌的重要解剖标志，精阜中央有一盲孔，称为前列腺小囊，前列腺小囊的两侧各一小孔，是射精管的开口。

尿道由于其特殊的解剖和复杂的功能，以及容易受到各种各样的创伤和刺激，因此，我们应当对尿道疾病引起重视和做好预防。

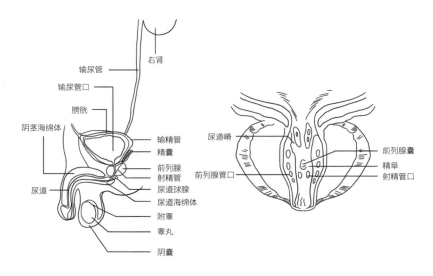

02

什么是尿道下裂

先天性尿道下裂是男性泌尿生殖系统常见的畸形之一，大多数在幼儿时期发现，部分幼儿由于父母不知道什么是尿道下裂而耽误治疗，对患儿的身体和心理带来了极大的危害。

正常尿道开口位于阴茎顶端，而尿道下裂则是指尿道开口的位置异常，通常是由于前尿道发育不全所致，这种尿道开口的异常可以位于会阴至阴茎头的任何位置，因此尿道下裂可能有各种各样的表现，可以分为阴茎头型、阴茎型、阴囊型、会阴型这四种类型。而当尿道开口靠近会阴时，通常合并阴茎下弯，以及包皮的异常分布，主要是阴茎背侧的包皮帽状堆积，而腹侧包皮则存在缺损。

尿道下裂的病因不是十分明确，可能与环境中存在污染、滥用激素、塑化剂、基因突变及遗传因素等相关。

手术是尿道下裂的唯一治疗方案，目前已有 200 余种方法治疗尿道下裂，但仍未寻找到一种十全十美的手术方案，术后并发症的发生率居高不下，失败率可能在 20% 以上，该手术可以说是最具挑战性的泌尿外科手术之一，尤其对于二次手术患者，其主要目的是纠正阴茎弯曲及重建尿道外口至正常位置，术后使男性外生殖器外观接近正常，使患儿的心理损伤最小化。

最佳手术时机是出生 6～18 个月，此时患儿对畸形的
排尿方式及手术创伤没有明显的记忆及恐惧感，手术恢复快，
护理方便，配合度好，不影响发育，即便术后出现并发症，
6 个月后的手术同样可以避开重要的身心发育时期。对于手术
方式的选择，需要根据尿道下裂不同患病类型进行选择，以及
是否存在阴茎外观畸形，具体术式需要因人而异。

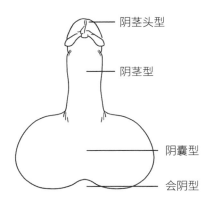

阴茎头型

阴茎型

阴囊型

会阴型

03

尿道狭窄需要去医院诊治吗

从病因来看的话，尿道狭窄大体可以分为先天性和后天
性两类，较常见的是后天性狭窄，后天性尿道狭窄又可分为外
伤性尿道狭窄、医源性尿道狭窄、炎症性尿道狭窄和苔藓样硬
化性尿道狭窄等。

外伤性尿道狭窄是目前尿道狭窄的重要原因，实际上是尿道损伤的后期并发症，最常见的狭窄部位是球部尿道，约占外伤性尿道狭窄的 50%，后尿道狭窄的比例约为 40%，阴茎部尿道的损伤机会最小，约占尿道狭窄的 10%。球部尿道损伤主要由骑跨伤及会阴部钝性伤导致，而骨盆骨折所产生的剪切暴力则常导致后尿道损伤，由于球部、膜部尿道交界处是尿道最薄弱处，因此在临床上此段尿道损伤最为常见。

不当的导尿操作是引起医源性尿道狭窄的主要原因，同时随着经尿道内镜手术的逐渐增多，经尿道前列腺／膀胱肿瘤电切术后尿道狭窄的发病率逐渐升高。

同时尿道反复出现炎症，包括急慢性炎症，会引起尿道瘢痕，从而导致尿道狭窄的发生，另外，干燥性龟头炎也是临床上尿道狭窄的常见病因之一。

04

尿道狭窄的治疗方法有哪些

尿道狭窄的治疗可以分为两大类，非手术治疗和手术治疗，非手术治疗主要依赖尿道扩张，主要针对轻度尿道狭窄或者手术治疗后的患者，防止再次狭窄，尿道扩张的间隔时间早期一般为 1 周左右，后逐渐延长至 1 个月 1 次，直至尿道基本正常。

手术治疗又可以分为开放手术和微创手术，而具体治疗方式根据尿道狭窄的部分又有所不同。对于尿道外口或舟状窝段尿道狭窄，可行尿道外口切开术，但若效果不佳，推荐尿道成形术；对于阴茎段狭窄，建议行尿道成形术，可选用的术式包括阴茎皮瓣尿道成形术、口腔黏膜尿道成形术等。球部尿道狭窄的治疗更为棘手，若狭窄段长度小于1cm，建议尝试尿道内切开术，而对于内镜手术效果欠佳或者狭窄长度大于2cm的患者，建议采用尿道成形术，主要手术方式是狭窄段切除端端吻合术或尿道扩大成形术。

尿道狭窄的另外一种微创治疗方案是尿道内支架，随着支架技术的不断革新，一系列新型支架已经应用于临床，该类手术具有手术时间短、微创、效果明显等优势，但对于支架的长期效果及远期并发症则需要更长时间的观察。

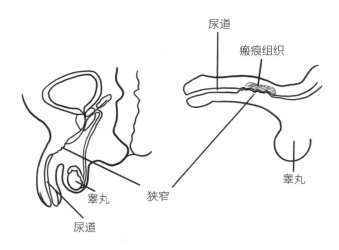

什么原因会引起尿道断裂

尿道断裂指由于内外暴力导致的尿道完全断开，形成两个游离断端的状态。此状态下尿道失去连续性。临床可表现为血尿、排尿困难、尿外渗等。

（1）尿道外暴力损伤

1）前尿道损伤：主要原因是会阴部骑跨伤，损伤前尿道的尿道球部。典型的会阴部骑跨伤多发生于高处跌落或摔倒时。会阴部骑跨于硬物上，或会阴部踢伤、直接钝性打击伤，球部尿道被挤压在硬物与耻骨下缘之间，造成球部尿道损伤，少数伤及球膜部尿道。国外学者报道阴茎折断伤者有 21% 合并尿道损伤，阴茎折断伤发生在勃起状态时，在性生活时发生阴茎海绵体破裂，可能同时导致前尿道海绵体的破裂。

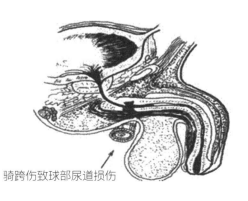

骑跨伤致球部尿道损伤

2）后尿道损伤：主要原因是交通事故、高处坠落和挤压伤所致的骨盆骨折，常伴其他脏器的严重创伤。2%～10%的骨盆骨折患者会导致后尿道损伤，不稳定骨盆骨折比稳定骨盆骨折损伤后尿道概率大，坐骨耻骨支的蝶形骨折伴骶髂关节骨折或分离时后尿道损伤的概率最大，其次为坐骨耻骨支的蝶形骨折，然后是同侧坐骨耻骨支骨折和单支坐骨或耻骨支骨折。

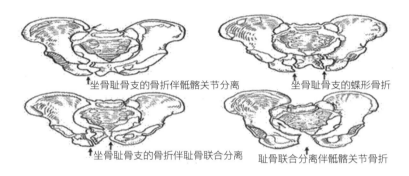

坐骨耻骨支的骨折伴骶髂关节分离　　　　坐骨耻骨支的蝶形骨折

坐骨耻骨支的骨折伴耻骨联合分离　　　　耻骨联合分离伴骶髂关节骨折

3）尿道内暴力损伤：多为医源性损伤，由于经尿道手术或操作的增多，近年此类损伤有增长趋势。大部分是尿道内的器械操作损伤，如经尿道的内镜检查或手术、导尿操作。留置导尿时导尿管球囊段未插到膀胱就充盈球囊，或球囊未抽尽就强行拔除导尿管是常见的导尿管相关的尿道损伤原因。

4）尿道外暴力开放性损伤：一般为枪伤和刺伤等穿透性损伤，但少见，偶可见于畜咬伤、牛角刺伤，往往伤情较重。尿道刀割伤十分罕见，偶见于精神病患者或暴力犯罪行为。妇科或会阴手术有损伤尿道的可能，近年有报道经阴道无张力尿道中段悬吊术患者在术中或术后损伤尿道。

（2）非暴力性尿道损伤：较为少见，常见原因有化学药物烧伤、热灼伤、放射线损伤等。留置尿管和心血管重大手术时，因局部压迫和循环血流降低导致患者出现尿道缺血和继发尿道狭窄的可能。

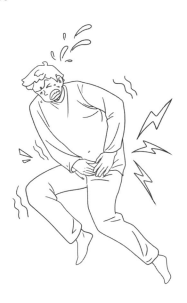

06

什么是尿道闭锁？什么原因会引起尿道闭锁

　　尿道闭锁可分为先天性和继发性，先天性尿道闭锁是指胚胎时尿道的上皮组织未及时反折于尿道内，阴茎头部的尿道上皮发育障碍，导致尿道管腔狭窄以至完全不通的先天性疾病，可分为完全性、部分性或膜状尿道闭锁。继发性尿道闭锁常见于外伤（常见骨盆骨折）所致尿道完全断裂，从而闭锁。

07

尿道狭窄术后尿道必须定期扩张吗

尿道狭窄是泌尿系统常见病，多见于男性，尿道狭窄术后的病例也应定期扩张，预防再次狭窄。尿道扩张不宜在尿道有急性炎症时进行，并应在良好麻醉和严格无菌条件下进行。扩张忌用暴力。必要时以一手指在直肠内引导以防穿入假道甚至直肠内。扩张必须逐渐从小号探杆依次递增大一号探杆，切忌急躁。过快的扩张易导致尿道管壁的裂伤，继之瘢痕形成而

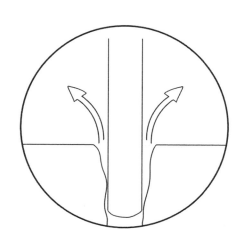

加重狭窄。一般男性扩张到 F24 为宜。每次尿道扩张后，尿道充血、水肿，经 2 ～ 3 天才能消退，故不宜在 4 天内连续扩张。两次间隔时间一般从 1 周左右开始，逐渐延长。

08

男性尿道断裂会引起男性性功能障碍吗

男性尿道断裂在一定程度上可能会引起男性性功能障碍。外伤和医源性导致的尿道断裂会导致排尿困难、尿道出血、局部血肿、尿外渗、尿道狭窄和尿路感染。对性功能造成影响的主要是后尿道断裂。后尿道主要位于尿道膜部或者是前列腺的尖部，控制阴茎勃起的神经通常从此经过，因此在尿道断裂时

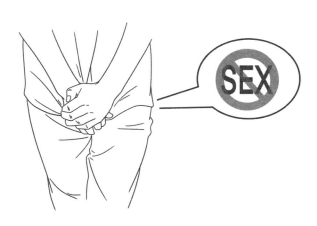

有可能会导致神经损伤，出现男性勃起功能障碍。同时也有可能在尿道损伤时合并有阴茎海绵体的损伤，后期愈合时海绵体局部硬结和硬化，在阴茎勃起时出现疼痛，进而影响男性性功能。

09

什么是尿道异物？尿道异物常见吗？尿道异物常用取出方法有哪些

尿道异物通俗来讲就是指尿道中间出现异常物质。日常生活中单纯尿道异物不常见。女性尿道短，尿道异物不容易停留，大部分进入膀胱内而成为膀胱异物；而男性尿道长且有自然弯曲，异物易于停留在尿道内。有些异物也随着时间推移进入膀胱而成为膀胱异物。尿道异物一般可以分为两类：一类是医源性异物，就是医生在做操作（如膀胱镜、尿道镜、输尿管镜）时，会有一些残留的东西留在尿道里面形成医源性的尿道异物。还有一类是患者因为好奇或者什么原因，将一些异物塞进尿道或者膀胱里面。尿道异物种类繁多，有钉子、别针、针灸针、线绳、豆类、塑料线、塑料管、电线、火柴棍、草茎、竹签、木签、发卡、体温计、折断的导尿管、探丝、结扎的线头等。

尿道异物取出方法与异物大小有一定关系，异物较小者大多可以自行排出，异物较大者可以使用润滑剂、手术等方法取出。尿道异物较小时没有对黏膜造成损伤，用多喝水、多排尿的方法就可以促进异物的排出。如果异物较大，没有办法自行排出而且已经给患者带来了明显的不适症状，建议及时就医，通过检查明确尿道异物的具体位置和情况，采取相应的治疗。如膀胱镜下尿道异物取出术、经尿道微创手术，必要时尿道切开手术等方法取出异物，避免异物对组织造成刺激，出现尿道损伤、梗阻等情况，加重病情。

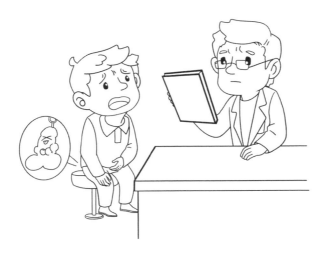

10

尿血了，也可能是尿道肿瘤闯的祸

　　血尿是临床常见的症状之一，泌尿系统本身疾病是引起血尿的主要原因，占血尿病因的 95% ～ 98%。那么导致血尿的常见原因有哪些？

　　正常尿液中无或仅有少量红细胞，尿液离心后将沉渣涂片，用显微镜观察 10 个高倍视野（HPF）计数红细胞，若平均 ≥ 3 个 /HPF 则称为血尿。

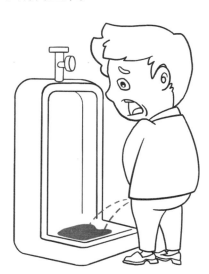

临床上按程度可分为肉眼血尿和镜下血尿两种。红细胞量少时，尿色可无异常，仅能靠显微镜检查做出诊断，称显微镜下血尿。若 1L 尿中含血量超过 1mL 时，尿液即呈红色或洗肉水色，肉眼可见，称肉眼血尿。

尿液发红就是血尿吗？患者以"血尿"就诊，首先应确定是否为真性血尿，排除使尿液呈现红色的干扰因素：某些食物（如甜菜、辣椒、番茄叶等）和某些药物（如利福平、苯妥英钠、吩噻嗪等）及其代谢产物可导致红色尿液；血管内溶血引起的血红蛋白尿和肌细胞损伤造成的肌红蛋白尿可使尿潜血呈阳性反应。这些情况可以尿沉渣镜检有无红细胞来鉴别。

血尿常是泌尿系肿瘤的重要临床表现，无痛肉眼血尿是膀胱肿瘤、肾肿瘤、肾盂肿瘤及前列腺肿瘤等的临床表现，也是严重肾脏疾病的常见症状，如肾小球肾炎、肾病综合征等，常见于感染、非感染性炎症，结石和先天性泌尿系发育异常等因素；也常见于全身性疾病，如过敏性紫癜、白血病、血友病、凝血功能障碍等疾病。

其实，在临床过程中还有一种肿瘤也是引起血尿的原因之一，即尿道肿瘤。因尿道肿瘤很少见，临床上容易漏诊或误诊，继发性尿道肿瘤多由上尿路肿瘤，如膀胱癌、肾癌种植于尿道，以后尿道常见；而原发尿道癌好发于球部尿道或球膜部尿道，其次为阴茎部尿道，国内病例报道多属晚期，预后不好，因此要提高警惕，早发现以求根治。尿道癌临床症状：①尿道出血、血尿及尿道分泌物：常为早期表现，可呈浆液性、血性，亦可出现尿道滴血，并发感染时，分泌物可呈脓性；尿道肿瘤表面血管破裂出血及肿瘤侵犯周围等导致出血。②排尿障碍、尿痛、排尿困难、尿线变细、分叉或成滴沥状：可引起尿潴留。③尿道肿块。④阴茎异常勃起：药物及减压治疗无效。⑤其他并发症状：如感染可出现尿道周围脓肿，破溃后形成尿瘘，肿瘤可以从瘘口翻出，形成菜花样癌性溃疡。

尿道癌是一种罕见的癌症，两性均可发病，男性比女性更常见，好发于中老年人，也是尿道肿瘤里最常见的肿瘤，属恶性肿瘤。首发临床诊治表现有血尿，所以，中老年人发现血尿要提高警惕，早发现以求根治。

尿道镜检查其实不可怕

尿道镜检查 + 组织活检是诊断尿道肿瘤的金标准。尿道镜可以采用硬性膀胱镜、软性膀胱镜及输尿管镜，在局部麻醉或全身麻醉下进行操作，将尿道镜（一种带有灯和透镜的细管状器械）通过尿道插入。医生可以在电脑显示器上查看尿道内部的病变。活检是从尿道、膀胱，有时从前列腺中取出细胞或组织样本。病理科在显微镜下观察样本以检查癌症的迹象。活体组织检查准确，尿道分泌物或尿道冲洗液找出癌细胞可以确定诊断。

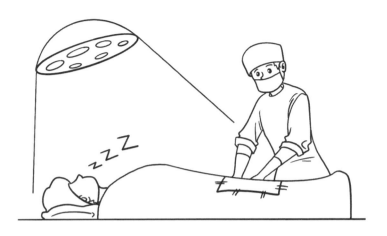

　　近年来，随着生活水平的提高，人们对于舒适化诊疗的需求越来越强烈，无痛尿道镜越来越受患者的青睐，它是通过静脉麻醉或吸入性麻醉，帮助患者迅速进入镇静、睡眠状态，在毫无知觉中完成尿道镜检查，并在检查完毕后迅速苏醒。患者完全苏醒后，无特殊不适即可回家。

12

无痛尿道膀胱镜检查的优点有哪些

　　（1）检查的全过程患者基本无任何痛苦的感觉。

　　（2）可避免因患者不自觉躁动引起的机械性损伤。

　　（3）有利于医生从容检查、精细操作，从而提高检查质量。

（4）时间短：时间为 10 ~ 30 分钟，无须住院。术后反应轻，术后患者仅有少量血尿或轻微的排尿不适。

（5）损伤小：由于患者完全放松，配合治疗，所以不会出现因挣扎而导致对尿道黏膜的损伤，检查者也能充分了解病变部位而无死角。并且更容易耐受，一些身体状况较差的患者也可耐受，不会造成反射性的恶心、呕吐、大汗、血压下降等并发症，且全程有监护系统的配合。

13

哪些人适合做无痛尿道镜检查呢

（1）恐惧常规尿道镜检查者。

（2）痛觉敏感，不能耐受常规尿道镜检查者。

（3）小儿或精神障碍者。而心脏病患者、有癫痫病史者、麻醉镇静药物过敏者、孕妇等不适合做无痛尿道镜检查。

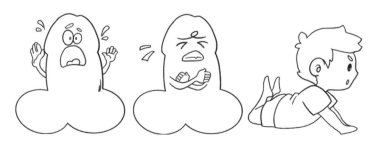

得了尿道肿瘤，怎么办

尿道肿瘤可分良性与恶性，常见的良性尿道肿瘤有尿道鳞状上皮乳头状瘤、移行上皮乳头状瘤、尿道平滑肌瘤，因肿瘤为良性，手术切除后效果好，可治愈，极少复发。恶性肿瘤为尿道癌，是一种罕见的癌症。男性比女性更常见，好发于中老年人，可分鳞状细胞癌、移行细胞癌、腺癌。

尿道肿瘤患者有不同类型的治疗方法，治疗方案有外科手术、放射治疗、化学疗法、主动监测。

（1）外科手术：早期尿道癌主要为手术治疗。可行经尿道肿瘤切除术或电灼治疗，效果较好；若肿瘤侵犯尿道海绵体或远端尿道一半，可行阴茎部分切除术；若肿瘤侵犯近端尿道或全部尿道，则需要行阴茎全切术；若触及腹股沟淋巴结肿大，须行髂腹股沟淋巴结清扫术。大部分尿道良性肿瘤以手术切除为主，手术切除后预后良好。

（2）放射治疗：可以作为术前、术后辅助治疗和已有转移无法行手术治疗的患者，亦可联合化疗。

放射治疗是一种癌症治疗方法，它使用高能 X 射线或其他类型的辐射来杀死癌细胞或阻止其生长。放射治疗有两种类型：①体外放射治疗：使用体外机器向患有癌症的身体区域发送辐射；②内部放射治疗：使用密封在针头、种子、电线或导管中的放射性物质，直接放入癌症内部或附近。内部放射治疗也称为近距离放射治疗。放射治疗的方式取决于癌症的类型以及癌症在尿道中形成的位置。外部和内部放射治疗用于治疗尿道癌。

（3）化学疗法：化疗是一种癌症治疗方法，它使用药物，通过杀死细胞或阻止细胞分裂，来阻止癌细胞的生长。当口服或注射到静脉或肌肉中时，药物进入血液并可以到达全身的癌细胞（全身化疗）。

（4）主动监测：是指跟踪患者的病情，除非测试结果发生变化，否则不给予任何治疗。部分良性肿瘤可以选择主动监测，定期复查。该方式用于发现病情恶化的早期迹象。

长期性生活会得尿道肿瘤吗

尿道癌可以迅速转移（扩散）到尿道周围的组织，并且在诊断时经常在附近的淋巴结中发现。此外，膀胱癌病史会影响患尿道癌的风险。任何增加患病机会的因素都被称为风险因素。尿道肿瘤的风险因素包括：①有膀胱癌病史；②患有导致尿道慢性炎症的疾病，包括性传播疾病（STDs），如人乳头瘤病毒（HPV），尤其是 HPV 16 型；③尿道狭窄、尿路梗阻等；④频繁的尿路感染（UTI）。

所以，正常规律的性生活不会得尿道肿瘤！也不是危险因素。

一般来说，安全的性生活有益于人类的身心健康。例如，男女之间定期进行安全、愉悦的性行为，不仅有利于繁衍后代、满足生理需要、促进心脑血管健康及降低前列腺癌、乳腺癌等疾病的发病率，还可以减轻精神压力、强化亲密关系、改善睡眠质量、增强免疫力等。而不安全的性行为，则有引发意外怀孕或提高性传播疾病感染的风险。

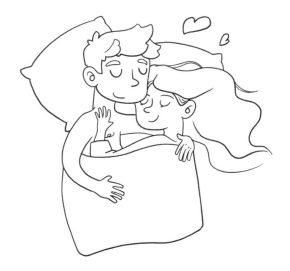

16

不洁性生活者要小心"尿道肿瘤"

　　性传播疾病影响生殖健康，如淋病、梅毒、尖锐湿疣、生殖器疱疹等疾病的慢性后遗症是慢性炎症，可导致尿道内病变，如"尿道肿瘤"。

　　尖锐湿疣是由人乳头瘤病毒感染引起的以皮肤黏膜疣状增生性病变为主的性传播疾病。因此，有不洁性生活史者要定期检查，小心"尿道肿瘤"！

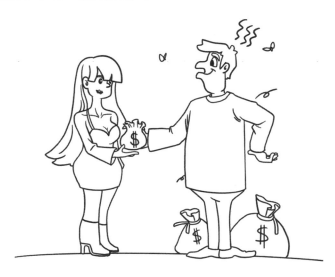

第五部分

阴囊及其内容物篇

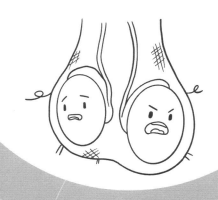

01

你知道什么是阴囊异位吗

阴囊，是指男性外阴部下垂的囊状物，易收缩、伸张，内有睾丸、附睾和精索等器官。阴囊异位是指一侧阴囊异常出现在腹股沟附近。按位置可以分为腹股沟上、腹股沟下和会阴区异位阴囊。该畸形多合并隐睾、腹股沟疝、膀胱外翻等。腹股沟上方异位阴囊的男孩，70% 合并有同侧上尿路畸形，包括肾发育不良、肾缺如、异位输尿管等。

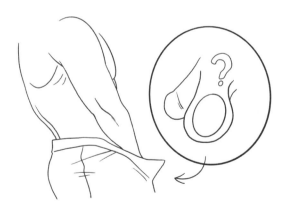

阴囊异位最常见的疾病是阴茎阴囊转位，这种疾病的症状是非常严重的，是一种先天性的疾病，阴囊转位常常会伴随尿道下裂以及生殖系统异常等，患者应该及时接受治疗，这种疾病主要是由胎儿时期受到外界的因素感染引起的。对于阴茎

阴囊转位的治疗方法，只能采用阴囊成形术，手术的要求比较高，需要选择正规的医院。

阴茎阴囊转位是指阴囊异位于阴茎上方，又称为阴囊分裂、阴茎前阴囊，在临床上比较少见，按其移位程度分为完全性和不完全性两种，常伴有尿道下裂和染色体发育异常。造成该疾病的原因可能是胎儿在母体内受到药物影响，或由于外部环境或隐性遗传等因素，使得生殖结节形成阴茎的发育过程延迟，而阴茎阴囊隆突在其前方继续生长发育所致。

阴茎阴囊转位治疗方法：采用阴囊成形术。沿两侧阴囊翼上缘、阴茎阴囊交界处做两个弧形切口，两切口于阴茎腹侧会合，每侧阴囊缘的切口应至少包括阴囊的一半。切口深度达肉膜层。阴茎背侧的皮条宽度应在 1cm 以上，以保证阴茎皮肤的血运。阴茎腹侧的切口不宜过深，以防尿道损伤。分离两个阴囊翼瓣，于阴茎腹侧缝合，使阴囊转至阴茎下方，缝合创面。对于合并重度尿道下裂的病例，在使用 Duckett+Duplay 尿道成形术后使用上述方法。

阴囊很脆弱，受伤怎么办

男性外生殖器受暴力打击出现外伤的情况，在日常生活中并不少见。如在踢球过程中被有力的足球击中或被踢伤阴囊；或在玩耍过程中阴囊部被棍棒、石块、器械等撞击，引起阴囊内出血和阴囊血肿，非常痛。

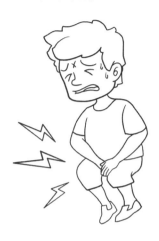

阴囊损伤多见于 15 ～ 40 岁年龄阶段人群，约有 5% 的患者小于 10 岁。阴囊损伤可以是单纯皮肤软组织损伤，也可以是复合伤。常合并睾丸、阴茎损伤，会阴部损伤，尿道损伤，直肠损伤等。分为闭合性损伤和开放性损伤。

（1）开放性阴囊损伤：如为开放性损伤，应当积极手术清创缝合，如发生睾丸破裂或白膜破裂，应当行修补术，通过清创缝合手术治疗，多数患者会恢复睾丸正常形态。在阴囊内通常留置引流管，防止术后睾丸血肿形成，发生睾丸扭转时同时行睾丸复位手术，可以避免睾丸缺血性坏死。

（2）闭合性阴囊外伤：如为闭合性阴囊外伤，通常会出现阴囊血肿，患者需要做阴囊彩超检查，排除睾丸扭转，如没有睾丸扭转和睾丸破裂性损伤时，通常可以保守治疗。通过抗生素预防感染和局部或全身使用止血药物，多数患者闭合性阴囊外伤引起的睾丸血肿症状会明显好转。

一旦阴囊受到外伤，就很可能造成阴囊内出血或阴囊血肿，患者的主要症状为阴囊肿大、阴囊皮肤淤血青紫、局部出现剧烈疼痛等。

对阴囊外伤后出现的血肿，应立即冰敷患处 24 ～ 48 小时，48 小时后改为热敷或物理疗法促进血肿吸收。尽量穿紧身、弹性好的内裤，以托起阴囊，减轻阴囊下坠或活动引起的疼痛及不适。

一旦出现阴囊外伤请立即到医院就诊，以免延误病情！

03

阴囊皮肤变黑了，小心阴囊坏死

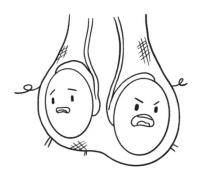

阴囊坏死是由细菌感染引起的阴囊坏死性筋膜炎，又称阴囊坏疽，为泌尿外科少见疾病，其病死率却高达

22% ～ 60%，病变范围可至腹壁、腹股沟管、阴茎部、肛周等区域。

阴囊坏疽是由需氧菌和厌氧菌等多种细菌混合感染、协同作用所致。由于需氧菌消耗氧气，水肿、炎症、皮下组织小血管栓塞等因素使局部氧供不足、组织缺氧，兼性与专性厌氧菌在该环境下生长繁殖活跃，产生多种组织坏死酶、内毒素、透明质酸酶。各菌种协同作用产生强大毒力，致病力成倍增加。细菌毒素和坏死组织易引起败血症、感染性休克、急性肾衰竭及全身多器官衰竭。

阴囊坏疽的致病途径主要有继发于阴囊皮肤损伤或感染、尿道周围腺体感染穿破筋膜播散、肛肠科疾病及腹壁感染的蔓延。阴囊坏疽的本质是外阴坏死性筋膜炎。感染主要累及浅筋膜和深筋膜，阴囊、包皮因缺少皮下脂肪较容易出现坏死，筋膜坏死可致睾丸精索裸露，但睾丸存在独立血供，故睾丸、阴茎肌层和海绵体一般不受累。

该病的临床表现从发病后第 2 天至第 7 天逐渐演变，主要包括局部性与全身性表现。局部表现为：不适、肿胀、捻发音，红斑，病变表面的皮肤从硬化逐渐进展到皮肤瘀斑、流脓及坏疽。病变范围可以从会阴、肛周组织扩展到腹壁、腋窝和大腿。全身表现为：发热、白细胞增多、贫血、电解质紊乱，严重者可出现感染性休克甚至死亡。另外，根据细菌侵入的门户不同，还包括其他症状。如果细菌是从肛门直肠区域侵入的，大部分患者会出现肛周疼痛、肿胀。如果细菌的侵入门户为泌尿生殖道，患者则会出现尿潴留、睾丸和阴囊疼痛等。

阴囊坏疽应采用综合治疗。由于发病急骤，如不及时处理可危及患者生命，死亡原因与阴囊坏疽程度无关，而主要与坏疽范围有关。

本病治疗原则：

（1）全身支持疗法：必要时输注新鲜全血，适量应用糖皮质激素，降低细胞溶酶体破裂及组织自溶，以利于皮肤坏死范围局限和创面愈合。

（2）在病原菌未确定之前早期联合应用2～3种广谱抗生素，特别是抗厌氧菌药物，以后根据细菌培养及药物敏感试验结果选用敏感抗生素。

（3）积极治疗原发病。

（4）局部治疗：及早多处切开肿胀皮肤进行引流，减小阴囊皮肤张力，不论是否有明显皮肤坏死，只要阴囊出现波动感，需及时、彻底清除坏死组织，减少毒素吸收，预防感染性休克及脏器功能衰竭。因本病组织坏死程度不能根据皮肤坏死范围确定，所以清创要彻底切至皮肤与皮下组织不易分离处。阴囊、会阴皮肤缺损较大而阴囊两侧缘及大腿内侧交界部皮肤及皮下组织均未受损者，感染控制后行二期缝合创面。对于创面过大者只能行转移皮瓣阴囊重建术或植皮。此外，高压氧舱治疗对本病也有一定的疗效。

阴囊坏疽是一种较少见但严重的感染性疾病，起病急，进展快，病死率较高，好发于卫生经济条件差、抵抗力低下的中老年人。因此注意卫生、保持局部清洁，尤其提高卫生保健意识是预防阴囊坏疽的重要措施。对于本病应早期诊断、及时彻底清创、充分引流，同时早期联合应用抗生素、全身营养支持治疗、去除诱因。

什么是 Paget 病

    Paget 病又称湿疹样癌，是一种少见的发生于大汗腺丰富部位的皮肤癌性疾病。其最常发生的部位是乳房，而其他如阴囊、阴茎、外阴、肛周、腹股沟、阴阜、腋窝和脐窝等部位也多有报道。根据发病部位又分为乳腺 Paget 病（Mammary Paget's Disease，MPD）和乳腺外 Paget 病（Extramammary Paget's Disease，EMPD）。

    乳腺外 Paget 病是一种罕见的皮肤肿瘤，易发生于富有大汗腺的区域，如肛门、外阴、腹股沟、腋窝、阴囊、阴茎等部位。其中阴茎、阴囊是乳腺外 Paget 病常见的发生部位，多见于 50 岁以上的中老年人。由于进展缓慢，诊断时间长，复发率高，且缺乏高质量的重建，治疗仍然面临很大挑战。主要临床表现为皮肤湿疹样改变，可有瘙痒、红肿、出血等炎性症状，容易误诊为湿疹、牛皮癣或真菌感染。

05

阴囊 Paget 病为什么不能做到"早发现，早治疗"

阴囊 Paget 病的临床表现：病变初期常表现为小水疱状皮疹，多因搔抓破溃而渗液。数月或数年后，病变逐渐扩大，累及阴茎部及会阴等处。病变特点是乳头状增生与溃烂交替出现，表面附有恶臭分泌物，阴囊皮肤局限性红斑状皮损有表面渗出、糜烂、脱屑及结痂等改变，可经久不愈。肿块周边和正常皮肤一般有分界。临床上极易误诊为阴囊皮肤慢性湿疹或皮炎。对于阴茎、阴囊大面积肿瘤，传统外科给予根治性切除，行创面扩大切除的同时，将阴茎、阴囊、睾丸等组织器官一并切除，疾病虽得到有效的根治，却给患者生活质量和心理造成严重影响，患者往往难以接受。

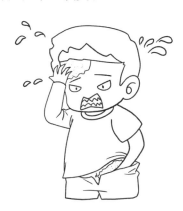

本病极易被误诊为皮肤慢性炎症或湿疹，对反复发作的阴囊湿疹经久不愈者，应尽早做组织活检。

阴囊 Paget 病发病初期，非特异性的临床表现，如局部红肿、湿疹或红斑，或伴有局部皮肤瘙痒等，酷似阴囊湿疹或皮炎，简单给予对症处理，症状有所缓解后，许多患者未引起足够的重视。

另外，由于该病临床上很少见，首诊医生对该病的认识不足，对疾病的全面诊治缺乏规范化的认知及学习，往往首先考虑湿疹或皮炎，造成对疾病的误诊及漏诊。个别医师不对外生殖器病变部位进行详细体格检查，没有及时进行活检和病理检查，也是造成误诊的原因。

少数男性患者一旦出现泌尿生殖系统问题，碍于面子不去正规医院而延误诊治，在重重心理压力之下，男性看病的频率要比女性低28%。广大男性朋友应积极了解完备的男性健康知识，提高健康意识，正视男科疾病，走出健康误区，树立正确就医观。早发现、早治疗才是阴囊 Paget 病快速康复的关键。

患者就诊后要尽可能如实全面地讲述疾病的发生发展过程。不遵循医嘱或惧怕组织活检和相应的根治手术，迟迟不来就医或拒绝进行活检，也会延误诊断，以致发展成大面积病变，侵及阴茎、阴囊和腹股沟区的皮肤，直到局部坏死、恶臭，严重影响生活时才再次就医，给治疗带来了困难，且预后不佳。

因此，我们认为对诊断不清、久治不愈的阴囊皮肤病损，应及早进行皮肤病理活检。早期皮肤出现皮损、瘙痒等症状时，患者要到正规医院进行规范化治疗，早治疗，愈合好，不要轻信偏方或虚假广告，以免贻误治疗最佳时机。

06

阴囊 Paget 病有哪些手术治疗方法

（1）局部扩大切除术：目前仍是阴囊Paget病患者的首选。由于病变皮肤边界不规则且不清楚，所以切除范围很难确定。从预后看，因皮损边界不清以及肿瘤细胞浸润，手术结果通常不尽如人意，复发率高达20%～60%。确定合理的手术切缘预留范围，既需要尽可能清除病灶，又要考虑术后创面大，丧失部分功能，需要皮瓣修复等所带来的弊端。推荐的预留范围在1～5cm，有研究显示，当预留手术边缘达5cm时，可清除97%的肿瘤细胞。

阴囊Paget病肿瘤边界的确定除了术前活检，还有近年应用较多的免疫组化法、反射式共聚焦显微镜、荧光法等。

（2）Mohs显微手术（Mohs Micrographic Surgery，MMS）：可更清晰分辨肿瘤边缘，术后复发率低，仅为8%～26%。为获得最佳的治疗效果，建议切缘距离肉眼观察患处与正常皮肤分界5cm以上。该手术方式能确保完全切除又尽可能地保留正常皮肤。在手术切除肿瘤前，先刮除病变组织，包括肿瘤的增生组织、坏死组织、痂等，初步确定肿瘤范围，然后距刮除缺损外1～3mm用手术刀切除组织，包括肿瘤周边及深部组织，并进行标记定位，标本进行冰冻切片检查，若肿瘤未切除干净，于该标记处向外扩大切除范围，直至组织病理切片中无肿瘤细胞。

　　MMS 是对单一浸润灶皮肤肿瘤手术的首选治疗方式，但 MMS 在乳房外 Paget 病治疗中的应用尚存争议，目前并未将其作为首选治疗方式。

阴囊 Paget 病的非手术治疗方法有哪些

　　阴囊 Paget 病非手术治疗主要包括放射治疗、化学治疗、免疫调节剂治疗、光动力治疗、分子靶向治疗等。

　　（1）放射治疗：目前主要用于有手术禁忌的患者以及作为术后的辅助治疗。对于放射治疗的适应证及放射剂量并无统一规定。

　　（2）化学治疗：适用于合并内脏恶性肿瘤、出现远处转移或不可行手术治疗的 EMPD 患者；也可作为阴囊 Paget 病患者的术后辅助治疗。化疗治疗同放射疗法一样，研究仅限于个例报道。常用的化疗药物有顺铂、氟尿嘧啶、丝裂霉素 C、多西他赛、紫杉醇、表柔比星等。

　　（3）免疫调节剂治疗：免疫调节剂主要适用于复发、多次行手术治疗以及不能行手术治疗的乳房外 Paget 病。用于治疗的免疫调节剂主要是 5% 咪喹莫特乳膏，但其疗效尚不确定。

（4）光动力治疗：可作为乳房外 Paget 病的单一治疗手段或术后的辅助治疗，适用于老年、复发以及皮损较大的患者。

（5）分子靶向治疗：用于乳房外 Paget 病的分子靶向治疗的药物有尼美舒利和曲妥珠单抗，但仍处于探索阶段。

得了阴囊 Paget 病，需要淋巴结清扫吗

对于阴囊 Paget 病患者是否需要进行淋巴结清扫尚无统一的意见。该病以淋巴结转移为主，淋巴结转移可作为术后总生存期的预测因子，淋巴结阴性的患者 5 年生存率为 100%，而淋巴结阳性患者的 5 年生存率仅为 24%。有学者认为是否进行淋巴结清扫需根据肿瘤浸润深度及活检是否有淋巴结转移而定。当患者临床出现淋巴结转移或活检证实淋巴结转移时，应行腹股沟淋巴结清扫。对于术后皮肤缺损的修复：手术后皮肤缺损较小，可直接缝合；若皮肤缺损较大，可行游离植皮、旋转皮瓣、推进皮瓣等治疗，必要时需要整形外科协助处理。

09

阴囊 Paget 病的愈后如何

　　阴囊 Paget 病是好发于老年患者的皮肤肿瘤，具有进展缓慢、早期诊断困难及复发率高的特点，需要长期随访。如果病灶仅局限于皮肤（为原位腺癌），则局部广泛手术切除即可，预后良好；如果瘤细胞浸润到真皮，成为皮肤腺癌，则预后往往不佳。

　　总体来看，肿瘤标志物水平升高、侵袭性、淋巴结转移、伴发肿瘤或远处转移者预后差。可疑患者需尽早行皮肤及肿大淋巴结活检，免疫组化染色可提高诊断率。早期及时的阴囊局部广泛切除是首选的治疗手段，放疗、化疗对阴囊 Paget 病不敏感。手术切除范围距皮损边缘至少 2cm，深度达深筋膜，深层组织受侵犯者应将睾丸、精索一并切除。术中应行冰冻切片检查，据此确定切除范围，对减少复发和转移具有重要意义。

10

阴囊 Paget 病的诊断流程及治疗

阴囊 Paget 病是一种罕见的皮肤恶性肿瘤，有的学者认为乳腺外 Paget 病起源于表皮内的皮肤附属结构，如顶叶腺、表皮基底层的多能干细胞或者毛囊内的漏斗状干细胞。乳腺外 Paget 病好发于有毛发覆盖的腋窝或生殖器部位。

临床表现：阴茎、阴囊、耻骨联合区域界限清楚或不确定的红色或棕色斑块样皮损、丘疹、脱屑，伴严重瘙痒，因瘙痒反复搔抓或摩擦致皮肤破溃、渗出、感染，病变区也可能存在角化过度，表现为湿疹或白斑样外观，大部分患者首次就诊于皮肤科，按湿疹或接触性皮炎、浅表真菌感染等治疗，病情反复，皮损面积不断扩大，延误治疗以致病情迁延不愈。

阴茎阴囊 Paget 病恶性程度较低，进展缓慢，病程较长。

治疗阴茎阴囊 Paget 病的方法有非手术治疗及手术切除两种。对于年龄大的患者，非手术治疗（如放射治疗、光动力治疗、5% 咪喹莫特）既可作为首选，也可作为手术切除后的补充选择，但非手术治疗的效果存在争议，因此，明确诊断后，手术切除仍是预防复发及治疗的最有效方法，广泛局部切除是目前治疗阴囊 Paget 病的经典手术方法，因为目前尚无对阴囊 Paget 病扩大切除范围的统一标准，对于临床上边界明显的病变，扩大 1cm 的边缘切除范围就足够；也有主张安全边缘应超过整个肿瘤边界的 3 ～ 5cm。对于乳腺外 Paget 病，其病变实际范围比皮损表现范围更大，或其本身就是多灶性病变，以致常规手术切除不能保证肿瘤全部切除干净，手术切缘往往呈阳性，因而会提高肿瘤复发风险。所以，确定乳腺外 Paget 病的手术切缘尤为重要。目前已有多种方法可以确定乳腺外 Paget 病的手术切缘。Mohs 显微描记手术最大限度地保留了正常组织，复发率较低，然而其耗费时间长、成本高，是否作为一线治疗尚有争议。影像学及荧光血管造影法确定手术切缘具有无创、动态、可反复检查等优点，但准确性需进一步证实。局部扩大切除后，在手术过程中快速冰冻病理有助于判断切缘，也是大部分临床医师的选择，以控制术后肿瘤复发率。

局部扩大切除联合术中冰冻切片病理检查技术可最大范围地保留更多的阴茎和阴囊组织，使创伤程度降到最小，利于组织器官修复和重建，同时也大大降低切除不全及二次手术的风险。

第六部分

睾丸附睾篇

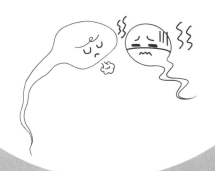

了解一下人们所说的"蛋蛋"——睾丸长什么样

睾丸是男性生殖系的主要实质性器官，健康成年男性睾丸体积为 15 ～ 25mL，长 4.5 ～ 5.1cm，左右两侧睾丸的重量及体积常稍有不同。睾丸呈微扁的卵圆形，表面光滑，被 3 层包膜包绕，由表及里分别为鞘膜、白膜和血管膜。睾丸具有产生精子和雄激素的功能。

睾丸被睾丸纵隔分隔成 200 ～ 300 个睾丸小叶，每个小叶内有 2 ～ 4 个生精小管，具有产生精子的作用。生精小管之间的结缔组织中有间质细胞，具有产生雄激素的作用。生精小管首先会合成精直小管，精直小管进入睾丸纵隔形成睾丸网，之后睾丸网发出 12 ～ 15 条输出小管通过睾丸后上缘进入附睾。

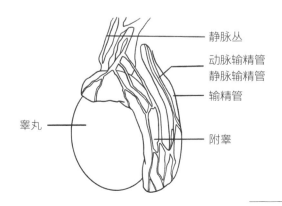

静脉丛

动脉输精管
静脉输精管

输精管

睾丸

附睾

02

睾丸有什么功能

　　生精小管的生精上皮是精子产生的地方，由生精细胞和支持细胞构成。成人两侧睾丸的生精小管总长度可达 500 米左右。男性的生精上皮每天产生约 1.23 亿个精子（0.21 亿～ 3.74 亿），在睾丸产生的精子运输到附睾中停留 18 ～ 24 小时才能获得运动和受精能力。精子发育的周期为 70 ～ 90 天。每次男性能射出 1 亿～ 6 亿个精子，不过到达女性输卵管的不到 1000 个。而且精子也不都是正常的，其中常常有一些畸形的精子，当机体感染、受到创伤、内分泌失调时，畸形精子的数量会增加，严重时则可能不育。

　　精子产生的过程需要低于体温 2 ～ 3℃ 的环境，当环境温度变高时，阴囊会下降远离身体躯干以保持较低温度，而当温度较低时阴囊缩回躯体以避免温度过低。雄激素可以启动并维持精子发生，对精子的产生有非常重要的作用。除以上内容外，局部炎症、酒精中毒、高热、长期高温环境、一些维生素及微量元素的缺乏都有可能影响精子的产生过程，导致不育。

　　睾丸内分泌的物质主要是雄激素，该激素由睾丸间质细胞分泌。雄激素包括脱氢表雄酮、雄烯二酮和睾酮。血液中 90% 睾酮是睾丸分泌的，其余的是肾上腺皮质分泌而来。从青春期开始睾酮分泌变得活跃起来，20 ～ 50 岁睾酮的分泌量最大，之后有所减少，对机体生理功能造成一些影响，但存在较大的个体间差异。

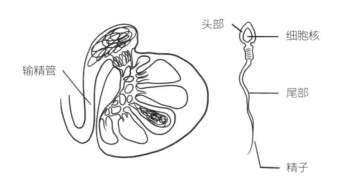

头部
细胞核
输精管
尾部
精子

03

什么是隐睾？隐睾会有什么影响？隐睾什么时候做手术最好

　　在阴囊内摸不到睾丸，可能是先天性睾丸缺如、睾丸萎缩或隐睾等疾病。其中隐睾是指睾丸没有正常下降到阴囊位置。在正常胎儿的生理发育过程中睾丸下降经历三个阶段，即腹内睾丸下降至腹股沟内环、腹膜鞘突及腹股沟管发育和睾丸经腹股沟管下降至阴囊中，由于阴囊内环境温度较腹腔内低1.5 ～ 2.0℃，睾丸下降至阴囊后可以有正常的生精环境。

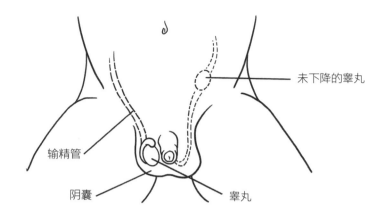

未下降的睾丸

输精管

阴囊

睾丸

绝大多数的婴儿出生后 3 个月内睾丸下降至阴囊中。根据未下降的睾丸的位置，隐睾分为腹腔内隐睾、腹股沟管隐睾、阴囊高位隐睾、异位隐睾、可回缩的隐睾。隐睾的位置越高，睾丸发育越差，体积越小。隐睾可能会引起睾丸扭转，导致急腹症，而且一侧睾丸发生扭转，对侧睾丸系带往往也不正常，亦需做睾丸固定术而防止扭转的发生。隐睾导致睾丸生精能力下降和睾酮水平下降，而影响生精能力。50% 的单侧隐睾患者和 75% 的双侧隐睾患者在成年后成为不育症。早期睾丸固定术可以改善患者生育能力。某些研究提示，1 ～ 2 岁手术，生育能力可高达 90%，而迟至 15 岁以后手术，生育能力仅为 15%。隐睾患者的睾丸恶性变的发生率是正常人的 40 倍（近期的文献统计认为隐睾症男性睾丸肿瘤的相对危险度是正常男性的 2 ～ 8 倍）。腹腔内的隐睾恶性变发生率是腹股沟和其他位置的 4 ～ 6 倍。早期为隐睾患者做睾丸固定术可能减少恶性变的发生。

新生儿隐睾在 1 岁以内仍有自行下降的机会，1 岁以后可以选择激素治疗。常用的激素有绒毛膜促性腺激素和下丘脑促垂体促黄体生成素。双侧隐睾的治疗效果优于单侧隐睾。但治疗后下降至阴囊的隐睾，10% ～ 20% 可能回升至原来的位置而需要重复激素治疗甚至手术治疗。隐睾的早期睾丸固定术可以减少睾丸生精功能的进一步损伤、防止隐睾扭转、降低恶性变的发生率，也可以减少阴囊空虚引起的患者心理障碍。手术的最好年龄是 1 岁。青春期后的单侧隐睾患者特别是腹内隐睾患者，如果对侧睾丸下降正常，而隐睾由于长期处于高温环境常常发生萎缩，恶性变概率也较高，所以建议切除隐睾。青春期前单侧萎缩的隐睾也建议切除。

04

附睾在哪里？附睾长什么样？附睾有什么作用

附睾紧贴睾丸的上段和后缘，可分为头、体、尾三部，头与体段是精子成熟部位，尾段是精子储存部位。附睾管腔呈椭圆形，头部起始于睾丸网的输出小管和附睾管前段，体、尾部由附睾管其余部分组成，尾部移行为输精管的睾丸段。附睾主要有运输精子、储存精子和精子成熟三方面功能，使精子获得运动能力和受精能力。

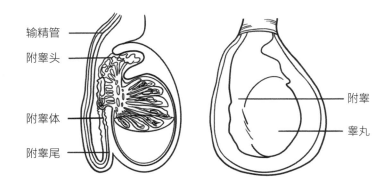

输精管
附睾头
附睾体
附睾尾
附睾
睾丸

05

睾丸炎和附睾炎是同一种病吗

　　附睾与睾丸炎症有时为单个器官，有时则为两者同时受累。因此，在泌尿外科临床工作中，由于两个器官炎症累及程度的多寡而分为附睾炎、睾丸炎或附睾睾丸炎。有单侧性或双侧性、急性或慢性炎症的分类。文献有众多的讨论涉及致病菌如何进入附睾或睾丸，因此对附睾及睾丸的基本解剖学、两个器官的连接及其附件的认识是十分重要的，并有助于鉴别诊断。

　　附睾、睾丸的解剖特点：附睾的结构较狭窄。长度仅有 4.5cm，源自睾丸的上端。附睾头为一扩大的部分，通过 12 ～ 15 条睾丸输出小管，与睾丸相连，前者流入睾丸后聚合而成附睾主管。这是一条弯曲的管，约有 50cm 长，由柱状上皮及非横纹肌组成，与输精管相连。在肾动脉水平之下的主动脉分出睾丸动脉，并有一分支进入附睾，因此进入睾丸的主要动脉是不通过附睾的。附睾、睾丸动脉周围有致密的淋巴管，将淋巴引流至主动脉旁及主动脉前淋巴结。附睾、睾丸的静脉均流入蔓状静脉丛。

06

急性附睾炎是怎么引起的

引起急性附睾炎的原因可能有以下几方面：

（1）致病菌入侵：导致附睾炎及睾丸炎的致病菌一般认为通过输精管管腔进入附睾，亦有人认为是通过淋巴系统入侵。致病菌通过尿道进入尿路可以导致尿道炎、膀胱炎或前列腺炎，由此穿过淋巴系统或输精管侵入附睾及睾丸。细菌或病毒可通过扁桃体、牙齿感染或全身感染（肺炎、感冒等）进入血流导致附睾炎，如免疫能力下降，可发生睾丸炎。35 岁以下性活动期男性附睾炎发生的主要原因是性传播，小儿和老人主要是普通尿道致病菌。

（2）尿液逆流进入射精管及输精管：正常男性在腹部用力的情况下不能将尿液压入射精管。在精阜射精管开口处有瓣膜机制，防止逆流。在附睾炎患者进行排尿膀胱尿道造影图时未见有造影剂逆流现象。射精管内直接用力注入液体时亦不常见有逆流，后者一般至输精管附睾交界处即止。正常输精管充满分泌物及精子，不易通过液体；加上正常情况下输精管的蠕动波通向精囊亦可防止逆流；输精管的纤毛上皮亦有助于防止逆流。在有附睾炎患者的输精管内不能发现细菌。前列腺手术后进行双侧输精管结扎，不能完全防止附睾炎。综上所述，淋巴系统在附睾炎入侵途径中占有重要地位。因此，抗生素治疗是一种有效的疗法。

（3）损伤：在临床实践中，损伤导致的男性附睾炎的发病率并不高。

（4）导尿管及手术器械相关：瘫痪的患者长期应用导尿管引流，21%～33%的患者发生附睾炎或附睾睾丸炎。后者是由于长期尿路感染、细菌性膀胱炎、前列腺炎及尿道炎形成细菌病灶，不断通过淋巴系统到达附睾或睾丸。暂时性膀胱引流发生附睾炎机会较少。毫无疑问，在尿路感染时，短期导尿或手术器械操作，如尿道扩张术，亦可诱发附睾炎。因此，对易感患者，应当用抗生素预防为妥。

（5）致病菌：主要致病菌为大肠杆菌、变形杆菌、葡萄球菌、肠球菌及绿脓杆菌等。

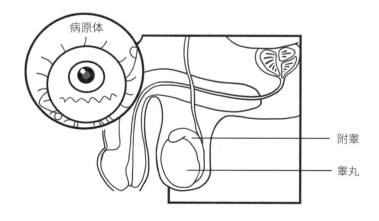

07

急性附睾炎对生育有影响吗

急性附睾炎的并发症比较少见，但两侧急性附睾炎后可使患者生育力下降或不育。因急性附睾炎可累及睾丸，影响其血运，导致睾丸萎缩，或引起附睾管梗阻。

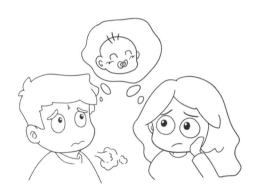

08

急性附睾炎有什么症状

不少患者在睡眠时突然发生附睾炎，发病数小时后形成急性炎症，附睾有局限疼痛与压痛，可放射至腹股沟区及腰部。附睾肿胀进展较快,可在 3 ～ 4 小时使附睾体积成倍增大。此时体温可达 40℃,亦可出现膀胱炎、前列腺炎症状。在腹股沟处(精索)或下腹部有压痛。阴囊增大,皮肤有红肿。如已有脓肿形成,皮肤呈干性、变薄,脓肿亦可自行破溃。发病早期肿大附睾可与睾丸分开,但在数小时后两个器官即形成一硬块,精索因水肿而增厚,数日内出现继发性睾丸鞘膜积液。前列腺触诊发现有急性或慢性前列腺炎体征,但不能做前列腺按摩,会使附睾炎加剧。

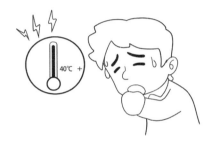

这时应于医院就诊,血细胞分析可见血白细胞增多。儿童附睾炎常伴有大肠杆菌或绿脓杆菌引起的尿路感染。超声检查可将附睾与睾丸肿胀及炎症范围显示出来。

09

急性附睾炎需要做手术吗

绝大多数急性附睾炎经药物治疗后缓解,但有 3% ～ 9% 的病例在急性期 1 个月发生脓肿。附睾炎的治疗以敏感抗生素为主，阴囊托可减轻疼痛。如疼痛较重，可用 1% 利多卡因进行精索局部注射来减轻不适，也可口服止痛及退热药物。对不能药物控制的急性附睾炎进行手术治疗。

10

慢性附睾炎是怎么回事

　　严重的急性附睾炎最终可能转为慢性附睾炎，慢性附睾炎因纤维增生使整个附睾硬化。慢性附睾炎常无特殊症状，患者也仅观察到阴囊内有一个不痛不痒的肿块，双侧的慢性附睾炎可引起不育。当慢性附睾炎急性发作时应使用抗生素治疗，反复发作的慢性附睾炎可行手术治疗。除疼痛和生育问题外，慢性附睾炎无其他严重后果。

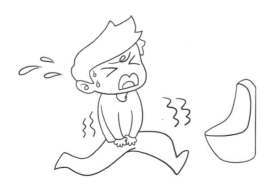

11

急性非特异性睾丸炎和急性腮腺炎性睾丸炎有什么区别)

急性非特异性睾丸炎多发生在尿道炎、膀胱炎、前列腺炎、前列腺增生切除术后及长期留置导尿管的患者中。感染经淋巴或输精管扩散至附睾引起附睾睾丸炎，常见的致病菌为大肠杆菌、变形杆菌、葡萄球菌、肠球菌及绿脓杆菌等。细菌也可经血行播散到睾丸，引起单纯的睾丸炎，但睾丸血运丰富，对感染有较强的抵抗力，故这种情况较少见。其症状和治疗方法与急性附睾炎相似。

急性腮腺炎是最常见的睾丸炎发病原因，多见于青春期后期的男性。肉眼可看到睾丸高度增大并呈蓝色。在睾丸炎愈合时，睾丸变小、质软。在炎症过程中，附睾可同样受累，腮腺炎患者有附睾炎者高达 85%，并在睾丸炎前发生。一般在腮腺炎发生后 3～4 天出现，体温可高达 40℃，伴有明显的阴囊疼痛，而且可出现明显的虚脱症状。急性腮腺炎引起的睾丸炎约有 30% 患者的精子发生不可逆的破坏。患侧睾丸高度萎缩，如为双侧睾丸炎，导致男性不育症，但雄激素水平一般正常。抗菌药物对流行性腮腺炎引起的睾丸炎是无效的。可用 1% 利多卡因精索注射缓解疼痛及改善睾丸血流，保护生精功能。患者应卧床休息，局部冷敷和抬高睾丸可减少疼痛，可适量口服止痛药和退热药。

12

睾丸和附睾也会得结核吗

睾丸和附睾结核属于男性生殖系结核，男性生殖系结核还包括前列腺、精囊结核。临床上最明显的男性生殖系结核病是附睾结核，附睾结核可能来自前列腺结核，但多数前列腺结核无临床症状。睾丸结核多是附睾结核的直接蔓延，无附睾结核但存在睾丸结核的病例非常罕见。

13

附睾结核会有什么症状

患者多见于 20 ～ 40 岁。附睾结核一般发展缓慢，附睾逐渐肿大，无明显疼痛，肿大的附睾与阴囊粘连形成脓肿，也叫寒性脓肿。如寒性脓肿有继发感染，则局部红肿疼痛，脓肿破溃流出脓汁及坏死组织后可形成窦道。个别患者起病急、高热、疼痛、阴囊迅速增大，类似急性附睾炎，等炎症消退后留下硬结、皮肤粘连、阴囊窦道。

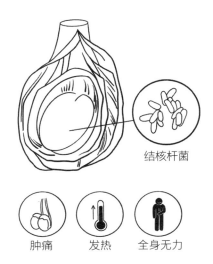

结核杆菌

肿痛　　　发热　　　全身无力

14

😊😊😊😊

患睾丸附睾结核，身体其他部位会不会也有结核

　　泌尿系结核与男性生殖系结核关系密切，泌尿系结核指的是肾、输尿管、膀胱等部位的结核，可引起尿中结核分枝杆菌阳性。肾结核病变越严重，则合并男性生殖系结核病的机会越大。双侧射精管及前列腺小管均开口于后尿道，感染的尿液通过前列腺尿道时，可进入前列腺及精囊，引起感染。附睾尾部的结核一向认为是经前列腺、输精管到达附睾尾的。男性生殖系结核也可能是其他部位的结核经血行播散引起的。肺尖部

结核、骨结核、肾结核、结核性脑膜炎都有可能通过血行播散途径到达男性生殖系。所以附睾和睾丸结核均不是原发病灶，发现附睾、睾丸结核时应进一步查泌尿系等其余器官的结核。

附睾结核治疗，选择吃药还是做手术

附睾结核一般采取全身药物治疗。男性生殖系结核药物治疗效果较好，治疗时间可酌情缩短。早期的附睾结核药物治疗即可治愈，并不都需要手术治疗。如果局部干酪样坏死严重，侵犯了睾丸，病变较大并有脓肿形成或药物治疗效果不明显，则可行附睾切除术。若睾丸有病变，病变靠近附睾，则可连同附睾将睾丸部分切除，应尽量保留睾丸。

什么是睾丸附件扭转

睾丸附件扭转是青春期前儿童急性阴囊疼痛最常见的原因，甚至是小儿睾丸痛最主要的单一原因。男性有两个睾丸附属物可以发生扭曲并出现症状，分别是睾丸附件和附睾附件。

　　睾丸附件，有时被称为马氏囊肿，是苗勒管退化的残留组织，存在于 76% ～ 83% 的睾丸，位于睾丸的上极，呈带蒂的卵圆形，直径 0.1 ～ 1.0cm，相当于女性输卵管漏斗部，是最容易发生扭转的睾丸附属物。附睾附件是中肾小管退化的残留物，存在于 22% ～ 28% 的睾丸，位于附睾头部，有时被认为是一个游离的附睾输出管。睾丸及附睾附件里面是一些结缔组织或者胶状物，没有什么功能，但两者通常都有蒂，容易发生扭转。

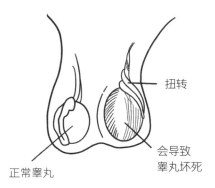

关于扭转的原因和机制尚不清楚，可能与创伤或青春期前受性激素刺激而增大有关，也可能是季节性的原因，因为在冬季低温时会导致更多的扭转发生。发病的高峰年龄是 7 ～ 12 岁，超过 50% 的男孩出现急性阴囊疼痛被确诊为睾丸附件扭转。

　　睾丸附件扭转发病通常是渐进性的，会产生类似于睾丸扭转的疼痛，疼痛更局限于睾丸或附睾的上极，一般无任何尿路症状及发热、恶心、呕吐等全身表现。"蓝点征"是睾丸附件扭转所特有的临床体征，但只占所有病例的 21%，大多数情况下不存在，而在真正的睾丸扭转时也有可能出现假阳性。

青春期前儿童睾丸附件扭转常被误诊为附睾炎，因为两者均可显示附睾的血管增生。但对于没有泌尿系统异常、近期导尿术或尿路感染史的性前男孩，附睾炎应被认为是极不可能的。

睾丸附件扭转的主要并发症是将睾丸扭转误诊为附件扭转而耽误治疗，导致睾丸功能丧失而切除。超声检查是所有急性阴囊疼痛病例的推荐诊断方法。

睾丸附件扭转是一种自限性疾病，通常建议保守治疗，且预后良好，因为它们都是没有已知功能的残留物。与扭转相关的疼痛和炎症是自限性的，通常在一周内缓解，而不需要手术干预。保守治疗包括卧床休息、阴囊抬高、冰敷、使用非甾体抗炎药物和镇痛药。

睾丸附件扭转很少需要手术，只有当疼痛难以与睾丸扭转相区分、止痛剂无法控制、疼痛时间延长或反复发作时，才应进行阴囊探查。如果对诊断有任何合理的怀疑时，也应进行阴囊探查，以明确排除睾丸扭转。如果手术探查结果是睾丸附件扭转，就没必要像睾丸扭转那样探查对侧。

17

什么是睾丸肿瘤

睾丸是男性最为重要的生殖器官，可发生肿瘤。睾丸肿瘤虽然相对少见，却是15～35岁男性群体中较常见的恶性肿瘤，且近年来，睾丸肿瘤的发病率有增长的趋势，我国睾丸肿瘤的发病率为 1/10 万左右，占男性所有恶性肿瘤的 1% ～ 2%，泌尿生殖系肿瘤的 3% ～ 9%。随着医学技术的不断进步，睾丸肿瘤已成为最易治愈的实体肿瘤之一，并成为多种方式治疗恶性肿瘤的典范。

睾丸肿瘤的发病原因尚不明确，隐睾对睾丸肿瘤的发生具有重要作用。7% ～ 10% 睾丸肿瘤既往有过隐睾病史，其原因可与生殖细胞形态异常、局部温度、血液供应障碍、内分泌功能障碍和性腺发育不全有关。隐睾发生睾丸肿瘤的概率是正常人群的 3 ～ 14 倍，即使早期行睾丸下降固定术也不能完全防止恶变的发生。与此同时，睾丸肿瘤与遗传相关。有统计显示，在睾丸肿瘤患者中，其近亲中 16% 有肿瘤家族史。基因学研究表明，各种病理类型的睾丸肿瘤与 12 号染色体短臂异位特异性相关，P53 基因的改变也与睾丸肿瘤的发生具有相关性。进一步的基因筛查提示睾丸癌相关的基因突变还与 4、5、6 和 12 号染色体相关，其他引起睾丸肿瘤的因素可能与种族、化学致癌物质、感染、内分泌等有关。

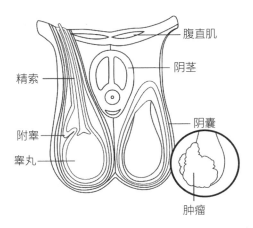

18

怎样预防和发现睾丸肿瘤

睾丸位于体外，一旦发生肿瘤，理应早期得到诊断。单发的睾丸肿瘤常见的症状是单个结节或单侧无痛的肿胀睾丸。典型的表现是睾丸肿胀或变硬。大约有 40% 的患者会在下腹部、肛门附近或阴囊处有钝痛或沉重的感觉。大约有 10% 的患者以急性疼痛为主要表现。但是由于睾丸肿瘤的症状多变，并随肿瘤的类型而异，约有 1/4 的患者从出现症状到施行手术治疗，已经耽搁将近半年。比如有的睾丸肿瘤，尤其是精原细胞瘤，常表现为无痛性睾丸肿大，其发展相对缓慢，症状不明显，尽管患者有沉重或下坠感，但常不引起注意。而有些睾丸肿瘤起病较急，进展迅速，突然出现阴囊疼痛性肿块，且伴有畏寒、发热和局部红肿，易被误诊为急性附睾炎。有的患者原有隐睾，突然出现腹部或腹股沟肿块，且逐渐增大，常是肿瘤的表现。

睾丸肿瘤的诊断首选超声检查，其经济、便捷，不仅可以了解睾丸肿块大小、位置、侵犯情况，还可以了解对侧睾丸情况，同时对睾丸附睾炎、血肿、睾丸良性疾病做出初步鉴别，敏感性几乎为 100%。

尽管睾丸肿瘤的治疗和预后与早期诊断有着密切的关系，但目前临床上尚无特异性很好的体液活检指标，因此，对于有临床高危因素或者睾丸肿瘤家族史的人群，我们倡导进行日常的自我体检，增强自我健康管理意识，及时发现，及时就诊。

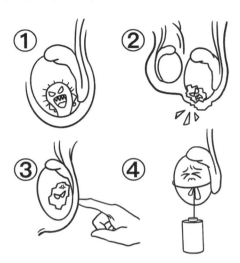

19

睾丸肿瘤会影响生育吗

多项研究表明，与其他癌症相比，睾丸肿瘤可能预示着更差的精液质量。睾丸肿瘤除了影响睾丸本身的状态，内分泌及全身状况都有可能会受到影响，其中任何一个因素的失常都能对精子的形成产生损害。有研究发现，50% ～ 60% 的睾丸肿瘤患者在治疗前出现精子异常和间质细胞功能障碍，表现为精子缺乏或精子活力降低。

确诊睾丸肿瘤后的心理因素也能影响性功能和生育，而放疗、化疗等治疗方法也会对生育产生潜在的影响。在接受治疗后，患者生育能力约下降30%。因此，睾丸肿瘤患者应当进行生育能力方面的评估和相关检查，并在抗肿瘤治疗以及手术前，医师在遵循患者生育意愿的情况下，进行后续生育的相关准备，如精液的存储。另外，虽然睾丸肿瘤患者治疗后的后代中暂时未出现罹患非遗传性肿瘤危险因素的升高（除视网膜母细胞瘤外），但其治疗后仍有出现染色体异常的可能性，应该在治疗后 12 ～ 18 个月再考虑生育问题，以尽可能减少潜在的胎儿畸形等危险。

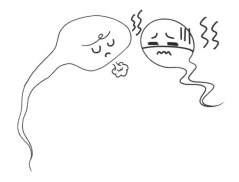

20

放射治疗和化学治疗对睾丸肿瘤有效吗

睾丸肿瘤种类多样，根据病理类型和临床分期的不同，治疗方式的选择存在较大差别。

放射治疗是使用一束高能射线（如伽马射线或 X 射线）或粒子（如电子、质子或中子）来杀死癌细胞或减缓癌细胞的生长。在治疗睾丸肿瘤时，放疗主要用来杀死扩散到淋巴结的癌细胞。精原细胞瘤对放射线高度敏感，放疗主要用于对放疗非常敏感的精原细胞瘤患者。临床上推荐总剂量 20Gy（10 天，每天 2Gy）的主动脉旁放疗作为Ⅰ期精原细胞瘤的标准治疗方案。放疗在杀死肿瘤细胞的同时也会杀死部分正常细胞。为了降低放疗不良反应的风险，这要求相关医师需要精准设定放射剂量，并且将射线对准肿瘤，在治疗睾丸肿瘤时所使用的放射剂量往往较其他肿瘤低。常见的不良反应包括疲劳、恶心、腹泻，这些不良反应在放射治疗结束后会得到改善。在放射治疗时要注意保护健康的睾丸，因为放射会影响睾丸的生育能力。

化学治疗就是使用药物治疗癌症。这些药物可以口服，也可以通过针注射到静脉或肌肉中。在治疗睾丸肿瘤中通常选用静脉注射药物，这意味着化疗是全身疗法。化疗药物可以通过全身血管到达患处并杀死癌细胞，亦可杀死转移到血液、淋巴结及身体的其他部位的癌细胞。化疗常用于治疗睾丸肿瘤，它可以杀死转移到睾丸以外的癌细胞，这样可以降低睾丸切除后癌症复发的风险。

两种或两种以上的化疗药物联合应用通常比单独使用任何一种药物效果更好，所以在治疗睾丸肿瘤时联合用药更常见，但是化疗的不良反应也是明显的，化疗药物主要杀死快速分裂的细胞，这就是为什么化疗药物对癌细胞有效。但是人机体里的其他细胞，如骨髓、口腔和肠道的内膜以及毛囊，这些细胞分裂得也很快，也可能受到化疗的影响，从而导致某些不良反应。化疗的不良反应取决于所用药物的类型和剂量以及使用时间。这些不良反应主要包括脱发、口腔溃疡、食欲缺乏、恶心和呕吐、腹泻及增加感染的机会，容易擦伤或出血、疲劳等。大多数化疗的不良反应是短期的，在治疗结束后会随着时间的推移而消失，但有些不良反应会持续很长时间，可能永远不会完全消失。通常有很多方法可以预防或减轻不良反应，例如，口服一些药物可以帮助预防或减少恶心和呕吐；在病情允许的情况下，化疗药物的剂量可以减少或延长治疗间隔，这样可以防止不良反应进一步恶化。

睾丸肿瘤术后需要注意什么

（1）术后应注意观察伤口的恢复情况以及阴囊内有无积液、血肿等，如果发现异常，应及时进行处理，必要时还需要打开手术切口，进行引流及止血。

（2）如果只切除一侧睾丸，对侧睾丸可能会出现代偿性增生，分泌更多雄激素，因此要定期检查雄激素水平，而且要注意保护对侧睾丸，避免其损伤、扭转。如果对侧睾丸代偿功能不足，可能会影响男性正常的生理功能，要适当补充雄激素。

（3）术后应穿着宽松的内裤，保持局部通风、干燥，减少细菌滋生。

（4）排尿时注意不要让尿液污染伤口，避免伤口发生感染。

（5）术后短期内可能会出现阴囊局部疼痛，患者可以在医生指导下，局部应用红外线理疗促进伤口愈合，或者服用止痛药，以减轻术后疼痛感。

（6）睾丸肿瘤术后最需要定期随访。睾丸肿瘤随访的目的是尽早发现有无复发。若发现复发，及时施以积极的治疗，依然有痊愈的机会。

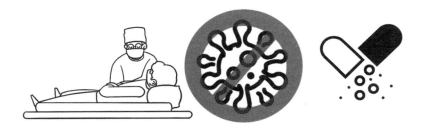

第七部分

精囊腺及病变篇

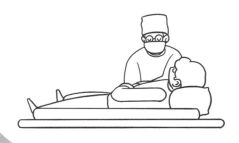

精囊是什么？有什么功能

　　精囊是由胚胎中肾管演化发育而成，是男性生殖系统重要的附属性腺之一，它是一对长椭圆形囊状器官，位于前列腺后上方，输精管壶腹外侧，膀胱底与直肠之间。左右各一，长 3 ～ 5cm，宽 1 ～ 2cm。下端排泄管与输精管末端汇合形成射精管，射精管长约 2cm，由前列腺底穿入前列腺，开口于精阜上，也是输送精液的通道。精囊主要由迂曲的小管构成，其内部具有丰富的皱襞，主要分泌弱碱性淡黄色黏稠液体，占精液总量的 70%，其中含丰富果糖，具有营养和稀释精子的作用。精囊还可以分泌

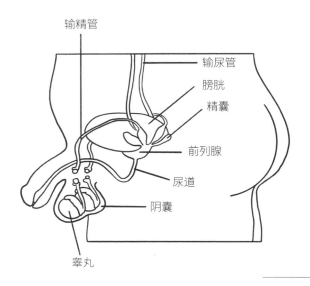

输精管

输尿管

膀胱

精囊

前列腺

尿道

阴囊

睾丸

前列腺素、凝固蛋白及其他生物活性物质，对于精液凝固、精子在女性生殖道内的运行都具有重要作用。同时，精囊还参与射精反射的调控，影响精子获能，保证了生殖活动的正常进行。

精囊会发生哪些疾病

精囊疾病有先天性的，如精囊缺如、精囊囊肿等，也有后天性的，如精囊炎、精囊结石、精囊肿瘤等，由于精囊在解剖上与前列腺、输精管、尿道、膀胱、输尿管及直肠邻近，故精囊疾病往往继发于泌尿生殖系统及肠道疾病。

精囊炎与前列腺炎密切相关，两者病因及感染途径、症状与体征基本相同，以往常将精囊炎与前列腺炎相提并论，实际上，细菌性精囊炎很少见，致病菌多为金黄色葡萄球菌、溶血性链球菌及大肠杆菌。精囊炎分为急性和慢性两类。急性精囊炎主要症状为局部会阴胀痛，可向下腹部、腰骶部、生殖器及腹股沟部放射，后尿道受累时，可出现尿频、尿急、尿痛、排尿困难及血尿，性欲明显减退，射精疼痛剧烈。肛门指诊可发现肿大的精囊并有明显触痛，如精囊脓肿形成则触及饱满并有波动感。急性期禁忌按摩及器械检查，以免炎症扩散。治疗选择敏感抗生素静脉用药常常有效，如有脓肿形成，可经会阴穿刺抽吸减压或切开引流。慢性精囊炎常为慢性附睾炎反复发作的原因，主要症状为排尿烧灼感，伴尿频、尿急，会阴不适，与慢性前列腺炎难以区别，同时还会合并血精的临床表现。治疗方法与慢性前列腺炎相同，采取口服抗生素、热水坐浴、禁酒、暂停性生活等综合性治疗。

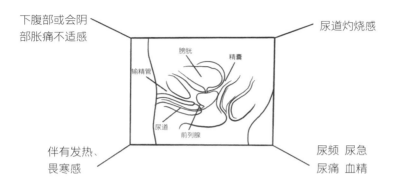

精囊结石临床比较少见，结石形成常与梗阻、感染有关，精囊慢性炎症或前列腺增生引起射精管阻塞、精液潴留及代谢紊乱是导致结石形成的最常见原因。精囊结石与普通尿路结石在成分上存在相似的可能，主要是磷酸钙和碳酸钙结晶。临床上常无任何症状，当结石停留于射精管中阻碍精液排出时，可引起血精、阴茎勃起时或射精时疼痛等。X 线、B 超和 CT 扫描可显示精囊内高密度结石影。对于无症状精囊结石，可不治疗，如出现症状或梗阻加重，精囊镜检查和治疗是有效诊治精囊炎及精囊结石的微创手术方法。

精囊肿瘤可分为原发性肿瘤及继发性肿瘤，继发性恶性肿瘤较为常见，常见的有起源于膀胱、前列腺、直肠的恶性肿瘤。原发的精囊肿瘤临床上罕见，可分为良性与恶性，良性肿瘤较恶性更为罕见，其中包括精囊囊腺瘤、乳头瘤、平滑肌瘤、纤维瘤等，恶性肿瘤中精囊腺癌最为常见。早期精囊肿瘤由于瘤体较小，往往无特异症状。当肿瘤增大，可有一定临床表现，主要表现为梗阻、出血、疼痛及尿路刺激征。梗阻症状可表现为膀胱出口梗阻或直肠梗阻，即出现排尿或排便困难；出血可表现为血精、血尿或血便，其中血精及血尿较常见；疼痛症状可表现为下腹部隐痛、阴囊疼痛、盆腔区隐痛，或性交疼痛。部分患者可伴精液量减少、精子减少或不育。血清学肿瘤标志物对其诊断及鉴别诊断有重要意义，主要有前列腺特异性抗原（PSA）、前列腺特异性酸性磷酸酶（PAP）、癌胚抗原（CEA）、CA-199、CA-125、甲胎蛋白（AFP）、人绒毛膜促性腺激素（HCG）。原发性精囊肿瘤患者的血清 PSA 和 PAP 通常是正常的，PSA 明显升高往往提示肿瘤继发于前列腺癌。生物标志物 CA-125 在精囊腺癌中不仅可以用于辅助诊断，而且可以用于患者的随访。目前用于精囊肿瘤的影像学检查主要有超声、CT、MRI、PET-CT。良性肿瘤如无症状，可严密观察，如肿瘤增大，出现临床症状，应做精囊切除术。精囊腺癌原则上行根治性切除术，包括膀胱、前列腺、精囊及盆腔淋巴结切除。

03

精囊镜是什么检查

近年来随着内镜技术的不断发展，使用内镜对精道疾病进行深入诊治已成为可能。精囊镜技术是指借助小口径输尿管镜（4.5 ~ 6.0Fr 为宜）及其相关辅助器械设备，对精道远端区域进行观察和相应治疗。它既是一种病因学诊断技术，又是一种针对病因的微创性手术治疗技术。基于其临床应用的安全性、有效性及其具有的独特技术优势，精囊镜已经成为射精管梗阻（EDO）、精囊结石、顽固性血精等常见精道远端疾病的诊治新手段。

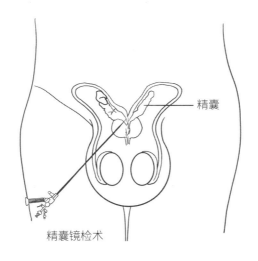

精囊

精囊镜检术

　　患者于截石位麻醉后，精囊镜经尿道外口逆行进入尿道，于尿道前列腺段可见凸起精阜。先将精囊镜伸入膀胱，观察膀胱情况后退到精阜处，仔细搜索射精管开口，部分患者可直接观察到射精管开口，精囊镜通过后可经射精管直达精囊。然而部分患者射精管开口较隐匿，不易发现，可通过前列腺小囊开口处可疑的部位使用导丝进行试探性的穿刺或于前列腺小囊底部建立一个直穿精囊的手术通道。此外仍有部分患者找寻不到以上任何通路，则可通过电切镜切割精阜使射精管暴露的方式。但也有少数患者因无法进入精囊，导致手术失败。进入精囊后，通常在血精症患者中可以识别出混合了精浆液的血液，用 50mL 注射器持续生理盐水冲洗，清除精浆液、血液和小结石；对较大的结石可采用钬激光碎石或抓取钳取出；对于有出血斑点的病例，采用低功率钬激光止血。术后留置常规双腔导尿管，一般不超过 24 小时。

血精，不用怕

　　精中带血谓之血精，根据含血量的多少，可分为肉眼血精和镜下血精，好发于 30 ～ 40 岁、性活动较活跃的青壮年男性。血精一般不大容易在性交时马上被患者察觉，但对于这突然出现的急性症状，常使患者感到害怕。大多数患者的血精症状具有一定自限性，约 90% 患者症状可自行消失，少数患者血精呈反复发作或持续存在，如果经 1 个月以上的规范药物治疗仍无效，则称为顽固性血精。顽固性血精常给患者造成巨大心理压力，带来焦虑和恐慌。绝大多数血精可明确病因，依次为炎症、结石、囊肿、肿瘤、血管异常及其他，其中以精囊炎和前列腺炎最为常见，30 岁以下的血精 70% 以上系感染所致，只有极少数为肿瘤等其他原因引起。患者就诊时，需要主动向医生交代自己有无全身出血性疾病史以及近期有无用过阿司匹林或其他抗凝药物史，以便更好地帮助医生进行病因鉴别。当然必要的检查还是需要的，如精液常规、血常规、凝血功能以及经直肠超声等检查，对于顽固性血精推荐 MRI 检查，精囊镜是目前诊断、治疗顽固性血精的新方法，也是国内男科界的前沿技术。血精的治疗决策取决于其病因和病变性质。对于无明确病变的偶发性血精患者，应调整个人饮食和行为习惯，去除诱发因素，并行一般性治疗及随访观察。对于复发性血精，首先采用针对病因的药物保守治疗。对于顽固性血精，经规范保守治疗无效者，应通过影像学及其他相关检查明确病因，在排除恶性肿瘤基础上，可考虑采用精囊镜技术进行去除病灶、解除梗阻等治疗。

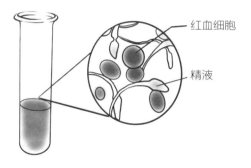

红血细胞

精液

第八部分

精索篇

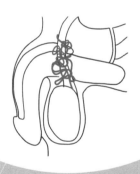

01

"蛋蛋"上的"蚯蚓"是什么

俗话说：苍蝇不叮无缝的蛋。男人的"蛋蛋"有层层组织包裹，自然没有缝，也不会有苍蝇来叮咬。不过这并不是说你的"蛋蛋"安全了。这不，有东西进来了。对，就是"蚯蚓"！当然，此蚯蚓非彼蚯蚓，它不会在你的阴囊里面松土，也不会吃掉你的"蛋蛋"，事实上它是一条条精索静脉，只不过它现在变粗了，而且走行比较迂曲，所以看着像蚯蚓，这种情况有一种更加专业的称呼：精索静脉曲张。

精索静脉曲张是精索内蔓状静脉丛的异常扩张、伸长和迂曲，是男性中常见疾病。可导致疼痛不适及进行性睾丸功能减退，是男性不育常见的原因之一。

02

导致精索静脉曲张的常见原因有哪些

（1）人们的日常活动经常处于直立的姿势，精索内的静脉血液必须克服自身的重力自下向上回流。

（2）静脉壁及邻近的结缔组织薄弱或提睾肌发育不全，削弱了精索内静脉周围的依托作用。

（3）精索静脉瓣缺失或功能不良导致血液反流。

两侧精索静脉曲张发生率一样吗

左边精索静脉曲张发病率明显高于右边，这主要与左侧精索静脉的解剖特点及毗邻有关：①左侧精索内静脉行程长，位于乙状结肠后面，且呈直角进入肾静脉，回流阻力大；②近端钳夹现象：肠系膜上动脉与腹主动脉形成夹角或腹主动脉后左肾静脉先天畸形，压迫左肾静脉，从而造成左侧精索内静脉正常血液回流受阻形成近端钳夹现象；③远端钳夹现象：左髂总静脉受右髂总动脉压迫，使左输精管静脉血液回流受阻形成所谓远端钳夹现象。

如何诊断精索静脉曲张

精索静脉曲张通过体格检查、超声基本上可以确诊，但其与阴囊不适、疼痛、生育、雄激素之间的关系有不确定性，所以应注意精索静脉曲张合并有引起上述症状的其他疾病，特别是以躯体症状为表现的心理疾患。

精索静脉曲张的临床分级是怎样的

目前我国临床上将精索静脉曲张分为四级。

（1）亚临床型：触诊和患者屏气增加腹压（Valsalva 试验）时不能扪及曲张静脉，经彩色多普勒超声检查可发现轻微的精索静脉曲张。

（2）Ⅰ级：只有在屏气增加腹压（Valsalva 试验）后触及精索静脉曲张，而其他时间不能触及静脉曲张。精索静脉内径 2.1～2.7mm。

（3）Ⅱ级：休息时能摸到，但看不到。精索静脉内径 2.8～3.0mm。

（4）Ⅲ级：休息时能摸到和看到，精索静脉内径≥ 3.1mm。

06

精索静脉曲张有哪些情况需要做手术

（1）睾丸缩小、质地变软，患侧睾丸体积比对侧小，小于健侧 20% 的体积。

（2）精液检查异常。

（3）精索静脉曲张所伴发的相关症状（如会阴部或睾丸的坠胀、疼痛等）较严重，明显影响生活质量，且久治不愈者。

（4）Ⅱ级或Ⅲ级精索静脉曲张，血清睾酮水平明显下降，排除其他疾病。

（5）双侧精索静脉曲张。

（6）青少年期精索静脉曲张（10 ～ 18 岁）：Ⅱ级或Ⅲ级精索静脉曲张者；患侧睾丸体积低于健侧 20% 者；睾丸生精功能下降者；由精索静脉曲张引起较严重的相关症状者；双侧精索静脉曲张者。

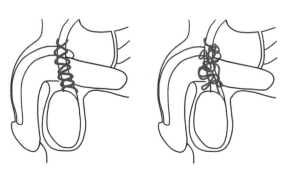

07

精索静脉曲张会导致不育吗

精索静脉曲张，是一种常见的引起男性不育的疾病。在男性不育的患者中，精索静脉曲张的发病率为30% ～ 40%，显著高于一般人群的15% ～ 20%。一般男性在患病初期是没有什么明显不适的，比较难发现。通常情况下是在体检的时候才会发现。

精索静脉曲张会导致不育吗？答案是会，严重者会造成不育。这主要是因为男性的精索静脉发生曲张，会与精液异常、睾丸萎缩、睾丸灌注减少及睾丸生精功能障碍等有关，具体机制可能为：①高温：精索静脉曲张可使睾丸温度升高，睾丸组织内 CO_2 蓄积，导致生精障碍，睾丸间质细胞合成睾酮减少；②高压：精索静脉压升高导致睾丸灌注不足，妨碍睾丸的新陈代谢；③缺氧：精索静脉曲张造成的静脉血回流不畅可导致睾丸淤血缺氧，CO_2 蓄积，干扰睾丸的正常代谢，影响精子发生和成熟；④毒性物质的影响：精索静脉曲张时，肾上腺回流的血液可沿精索静脉逆流，将肾上腺和肾脏分泌的代谢产物，如类固醇、儿茶酚胺、5- 羟色胺等物质带入精索内静脉，导致睾丸内精子的成熟障碍；⑤静脉曲张时附睾损害：使精子获得向前运动的动力减弱，速度下降。两侧精索静脉间有交通支，一侧患病可影响对侧精索静脉发生曲张病变。

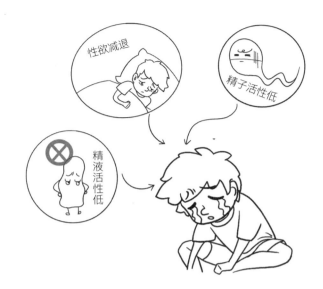

　　所以一旦怀疑精索静脉曲张，要尽快去医院进行检查和治疗，避免影响生育。

　　精索静脉曲张应根据患者是否伴有不育或精液质量异常、有无临床症状、静脉曲张程度及有无其他并发症等情况选择治疗方案。治疗方法包括一般治疗、药物治疗和手术治疗。手术治疗是主要的治疗方法，可以达到理想的治疗效果。

　　（1）一般治疗：包括生活方式、饮食调节、物理疗法等，如戒烟限酒、饮食清淡、回避增加腹压的运动；降温疗法或阴囊托等。

　　（2）药物治疗

　　1）针对精索静脉曲张的药物：七叶皂苷类，如七叶皂苷钠片、复方七叶皂苷钠凝胶等具有抗炎、抗渗出、保护静脉壁的胶原纤维等作用，可以逐步恢复静脉管壁的弹性和收缩功能，加快静脉血液回流速度，降低静脉压。

2）改善症状的药物：针对局部疼痛不适可以使用非甾体消炎药，如布洛芬等。

3）改善精液质量的药物：对于合并生殖功能损害且有生育要求的精索静脉曲张患者，可使用促进精子发生、改善精液的药物。

（3）手术治疗：首先应排除肾肿瘤、肾积水、腹膜后肿瘤、异位血管等继发性因素。精索静脉曲张的外科手术治疗包括传统经腹股沟途径、经腹膜后途经、经腹股沟下途径精索静脉结扎术，显微技术精索静脉结扎术，腹腔镜精索静脉结扎术等。精索静脉曲张的手术治疗能够显著地改善精液的质量，也可让 48% ～ 90% 的患者术后阴囊疼痛的问题得到缓解，尤其是症状较严重的患者的改善更是显著。

显微手术的方式是在显微镜放大之下（5 ～ 10 倍），仔细地将动脉、静脉、淋巴管、输精管分得清清楚楚，只切除静脉而不破坏其他组织。目前医学界认为显微镜下腹股沟外环口下精索静脉结扎术是治疗精索静脉曲张的最有效的方法。其优势有：①微创：手术切口仅 2cm，手术过程中切开皮肤和脂肪组织即可见精索，手术创伤小，术后疼痛明显减轻；②切口隐蔽：手术切口位于腹股沟外环口下，即阴毛分布区域，恢复后阴毛遮盖伤口，不易被发现；③并发症少：术中在显微镜下仅结扎静脉，保留动脉、淋巴管及输精管，显著减少睾丸鞘膜积液和睾丸萎缩等并发症的发生；④复发率低：术中彻底结扎精索内静脉、精索外静脉、输精管静脉和睾丸引带静脉，而不会有漏网之鱼，无漏扎，术后复发率低；⑤精液质量改善与怀孕率高：术后一年 70% 的患者精液质量会提升，32% 的患者能够自然受孕成功。

08

🙂🙂🙂🙂

跟"蛋蛋"抢地盘——精索鞘膜积液

　　精索鞘膜积液是鞘膜积液的一种，其实是一种囊肿积液，是由于精索鞘膜内的积液过多所致，也叫精索囊肿。正常睾丸鞘膜囊内有少量浆液存在，就像是车轴中的润滑油一样，使睾丸在其中自由滑动。正常的鞘膜囊壁有分泌和吸收浆液的功能，就像河流一样有进有出，才能保持容量稳定。若鞘膜本身或其周围组织发生病变时，致鞘膜吸收和分泌功能失衡，就产生了鞘膜积液。精索鞘膜积液大多出现在睾丸往上的腹肌沟处，且会随着精索移动而发生位置变化。引起精索鞘膜积液的原因有很多，常见的如血丝虫感染、附睾感染等。一旦确诊为精索鞘膜积液，就应及时治疗，以免累及睾丸等部位。

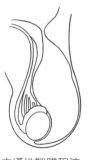 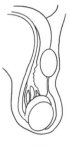 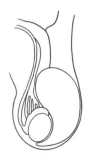

交通性鞘膜积液　　精索鞘膜积液　　睾丸鞘膜积液

09

精索鞘膜积液会造成哪些影响

（1）压迫睾丸：当睾丸周围出现鞘膜积液时，睾丸就容易受到压迫，从而导致睾丸无法及时获得充分发育所需要的养分，间接影响睾丸的血液循环。随着鞘膜积液的量持续增加，会使得睾丸长期被积液浸润，导致睾丸代偿性地增大，影响睾丸功能。

（2）引起其他并发症：由于精索鞘膜积液大多为慢性无痛性的增多，因而很多人对此忽略了。如果精索鞘膜积液没有及时得到治疗，随着病情的加重，可能会诱发结核病或睾丸炎症，同样对发育非常不利。随着鞘膜积液的慢慢增多，阴茎和阴囊也会受影响，严重时甚至会使得阴茎无法外露，对男性的心理和身体都是影响极大的存在。因此，当发现自己的私处有这些症状时，一定要及时前往医院进行检查。

10

精索鞘膜积液需要做哪些检查呢

（1）体格检查：精索鞘膜积液的肿块位于精索部位，体表腹股沟处可以摸到。如果透光实验呈阳性且界限明确，与腹腔无明显连续性，加之肿块挤压后张力可能会减小，但体积不会明显减小，就很可能是精索鞘膜积液。

（2）彩超检查：在体格检查的基础上，如果 B 超提示囊性肿块、肿块与睾丸的关系、鞘囊液的回声均匀性等，但可以与其他阴囊内肿块区别开来，基本可以断定为精索鞘膜积液。若是症状反复者，可能还需要进行 CT 等项目的检查结果来综合确诊。

11

精索鞘膜积液怎么治疗

目前，手术仍是治疗精索鞘膜积液最有效的方法，但由于出生后鞘状突有继续闭合可能，所以精索鞘膜积液可以等到

2 岁后手术。考虑到麻醉影响，部分精索鞘膜积液不明显的患儿可以等到 3 岁，所以精索鞘膜积液手术最佳年龄在 2～3 岁。但如果包块较大、积液张力比较大、合并疝气或出现积液感染等情况应尽早手术，以免影响睾丸发育。

（1）非手术治疗：适合于病程缓慢、积液较少、张力小且长期不增长、无明显症状者。

（2）手术治疗：2 岁以下婴儿的精索鞘膜积液一般可自行吸收，但当积液量大而无明显自行吸收者需手术治疗；2 岁以下婴儿的精索鞘膜积液，伴有先天性腹股沟疝或者睾丸有病变的可能，早期手术是必要的；2 岁以上的患者有交通性睾丸鞘膜积液或较大的睾丸鞘膜积液，有临床症状影响生活质量者应予手术治疗，但应排除附睾炎及睾丸扭转引起的精索鞘膜积液。

第九部分

附属物篇

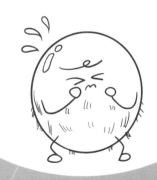

什么是阴毛

阴毛（pubic hair）是生长在阴部的毛发，女性阴毛分布呈尖端向下的三角形，底部在上，尖端向下；男性阴毛呈菱形分布。阴毛的疏密和色泽存在种族和个体差异。阴毛是人体的第二性征之一，其出现是青少年生殖器官成熟的标志之一。阴毛的分布情况与发育分期和性别有关。阴毛的有无、疏密主要受两个因素的影响，即体内肾上腺皮质所产生的雄激素水平和阴部毛囊对雄激素的敏感程度。阴毛的生长情况包含正常、阴毛早现、阴毛过少或缺如、阴毛过多四种，非正常生长情况可能与疾病因素相关，但也可能是受遗传等因素的影响。

不同性别及年龄阴毛分布情况

阴毛是人体的第二性征之一，是青春期发育的重要表现。我们应当用科学的态度看待阴毛，并在感到不适或发现发育异常时及时就医。

男性阴毛呈菱形分布，可向上延伸到脐部，向下扩展到大腿内侧。阴毛的疏密、粗细和颜色深浅因人而异，也有青春期后不长阴毛者。发育分期及特征：一期（1～10岁）：无阴毛；二期（11岁左右）：阴茎根部、耻骨部出现短小、稀疏、色淡、细软的阴毛；三期（13～14岁）：阴毛逐渐稠密增长，颜色加深，稍硬，范围逐渐扩展到耻骨联合上缘及腹股沟部，阴毛整体分布呈倒三角形；四期（16～18岁）：阴毛浓密而长，色黑，变硬，分布范围可延伸至下腹部，可呈盾形或呈菱形。

女性的阴阜自青春期开始会有毛发覆盖，女性阴毛分布呈尖端向下的三角形，底部在上，尖端向下，阴毛的形态、颜色、多少各不相同。颜色有黑色、棕色、金黄色等；形态有长有短，有卷有直，有粗有细；阴毛分布有倒三角形、长方形、梯形、椭圆形等。发育分期及特征：一期（1～11岁）：无阴毛；二期（12～13岁）：大阴唇上开始出现淡色绒毛状细阴毛；三期（13～14岁）：阴毛增粗，颜色加深，并微卷曲，分布范围向耻骨联合上缘蔓延；四期（15～17岁）：阴毛浓

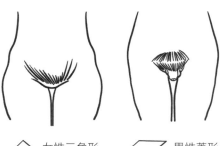

△ 女性三角形　▱ 男性菱形

密而长，乌黑，整体分布呈倒三角形，两侧近腹股沟。

阴毛相关疾病阴虱病你知道吗

　　阴虱病是由阴虱在宿主的阴部、生殖器官毛发周围寄生、繁殖及反复叮咬吸血引起的传染性皮肤病。阴虱病主要通过性接触传播，夫妻常同时患病。

　　临床表现：被阴虱口咬处可发生丘疹、血痂，伴剧烈瘙痒，常继发湿疹、毛囊炎等。

　　治疗方法：剃除阴毛或腋毛，并予以焚毁。治疗期间每天换内裤，沸水烫洗内裤，勤换洗被褥，有配偶或固定性伴侣者需共同治疗。外用 10% 硫黄软膏，每天 2 次，连续治疗 1 周，一般 1 周左右均可治愈；或用"疥灵霜""丁香罗勒油乳膏"。症状严重者可延长治疗时间，或选择两种药物交替使用。对以上药物治疗不理想者可选用百部 30g、苦参 20g、蛇床子 20g、白鲜皮 20g、地肤子 20g，加水 700mL，煎至 500mL 左右，用药液擦洗、湿敷患处，每天早、晚各 1 次，疗程 1 周。瘙痒严重者同时口服抗组胺药；皮肤破损有继发感染时可选择性加用抗生素治疗。

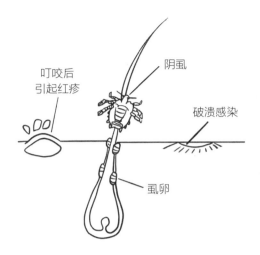

叮咬后
引起红疹

阴虱

破溃感染

虱卵

04

哪些疾病会引起阴毛过少或缺如？怎么治疗

患有先天性睾丸发育不全（或称小睾丸症）的男性，阴毛稀少或缺如，精液内常不见精子，无喉结、声调高，染色体检查可发现有异常。发育期间曾长过阴毛，以后逐渐消失或脱落，这可能是体内发生某些病变（如脑垂体、甲状腺功能减退或麻风病等）的结果，对此不能掉以轻心，要及时治疗。

治疗方法：①雄激素霜局部外涂；②毛发移植修复术；③毛囊单位提取技术：这一方法分为三部分，即术前准备（常规术前准备、术区准备、供区选择）、手术方法（毛囊单位获取、毛囊单位分离、受区麻醉）和术后处理。毛囊单位提取技术手术创伤小，术后形态自然，可帮助患者重建身心健康。

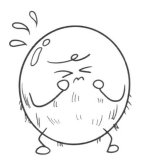

05

什么是阴毛早现

　　阴毛早现，广义指女性＜8岁、男性＜9岁出现阴毛发育，可伴有腋毛发育、体味、痤疮。阴毛早现女性患儿较男性多见，男女比例可达 1：10。狭义的阴毛早现不伴性腺活动的临床特征，需排除中枢性性早熟、非经典型先天性肾上腺皮质增生症、雄激素异常等病因。以往阴毛早现被认为是正常青春发育的变异，而新近研究认识到女性的阴毛早现可能是代谢综合征的先行者，女性在青春期更易发生代谢综合征与卵巢雄激素过多症。

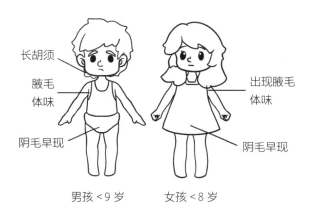

长胡须

腋毛
体味

出现腋毛
体味

阴毛早现

阴毛早现

男孩＜9岁　　　女孩＜8岁

06

阴毛脱落是正常现象吗? 到底要不要脱毛

排除疾病因素外, 正常情况下, 阴毛与头发一样也会脱落, 阴毛生长期是 11 ～ 18 个月, 休止期是 12 ～ 17 个月, 然后进入脱落期。随着年龄的增长, 阴毛会逐渐减少, 并由黑变白, 这些都属于正常现象。

阴毛对人体具有一定的保护作用, 相当于一个缓冲带, 可以在性交时减轻生殖器官的摩擦和疼痛, 同时可以阻挡部分脏东西入侵阴部。阴毛还能够帮助吸收人体阴部汗腺分泌的汗液, 帮助蒸发和散热。但同时, 阴毛生长也会造成外阴容易闷热不透气、堆积污物和细菌, 若不认真清洗, 便会增加感染风险。

是否选择脱毛, 并没有严格的要求和建议, 学界也有不同的看法。因此, 在做出决定前应先考虑自己的实际情况, 只要保证不影响身体健康, 就可以自由选择, 而无须在意他人看法。

07

阴毛的多少是否与生育能力或性能力有关

阴毛与个体的生育能力没有直接关联。外阴无毛的个体，部分因疾病原因无生育能力，部分是有生育能力的。如男性患"克氏综合征"、女性患"脱纳氏综合征"是无生育能力的。但有些个体，外阴虽无毛，仍有生精功能或排卵功能，仍旧具备生育能力。不能因为无阴毛而随便给人戴上"有生理缺陷"的帽子。

有人认为男性阴毛少意味着雄激素水平低、个性阴柔、性能力弱，但这是没有科学依据的错误认识。虽然阴毛会随着性成熟而生长，但阴毛的多少并非完全由雄激素决定，与毛囊对雄激素的敏感性也有较大关联。有的人可能雄激素高，阴毛却很少；有的人雄激素少，体毛却很旺盛。阴毛多少会受基因遗传的影响，与个人性能力没有关联。

第十部分

男性生殖器常见手术护理篇

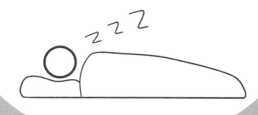

01

包皮环切术术前、术后护理需注意什么

包皮环切术是治疗包茎和包皮过长的主要手术方法，手术简单，预后良好，术前需保持良好的心态，树立信心，积极配合治疗。术前 1 周停止服用抗凝药，术前 1 天洗澡，会阴部尤其是包皮要翻开清洗干净，更换干净的内衣裤。

手术在局部麻醉下进行，术后即可进食普通饮食，忌辛辣刺激性食物。术后 4 小时是疼痛最敏感的时候，可口服非甾体抗炎药镇痛；如因夜间勃起造成剧烈疼痛而无法耐受，可口服雌激素类药物，以抑制勃起。夜间睡前少饮水，可减少因憋尿所致的睡眠勃起，对缓解疼痛有帮助。

术后 3 天内尽量卧床休息，保持伤口敷料清洁、干燥，避免小便污染伤口，如出现脱钉、伤口持续出血、有较大的皮下血肿、严重水肿或伤口分泌物增多等情况，应及时就诊。伤口完全愈合需要 1 个月，要有适当的心理准备。手术后可能出现心理性勃起功能障碍，勃起信心下降，应消除患者对手术的误解和忧虑。术后 7 天内禁止骑自行车，避免剧烈活动。

术后的观察和护理：术后 3 天即可到医院换药。术后 7 天，若出现伤口再度裂开和感染，应及时处理。①局部浸泡：可使用聚维酮碘溶液浸泡，每天 2 次，每次 5 分钟，待自然晾干后用专用创可贴或纱布加压包扎，以减轻水肿。7～10天水肿消退后，继续使用聚维酮碘溶液浸泡，每天3次，每次5分钟，直至痊愈。②换药：隔日1次。换药时，注意观察伤口的愈合情况，如果结痂处裂口较大或出血较多时，需立即给予处理。初期愈合阶段，痂面有少量的渗出物和液化的痂体会造成感染的假象，需要确认是否为感染。③如出现轻度水肿、少量分泌物、轻微疼痛、创面轻微开裂、结痂组织脱落都属于正常现象，无须紧张，伤口愈合时间因个人体质而定。一般钛钉脱落时间为2周左右，有明显个体差异。

排尿的观察：了解术后有无排尿异常，嘱患者多饮水，勤排尿。

尖锐湿疣电极烧灼术后护理需注意什么

（1）忌食辛辣、海鲜类，戒烟、酒；多吃水果、蔬菜、高蛋白质、高维生素食物。

（2）污染的衣裤、生活用品要及时消毒。保持会阴部清洁，避免不洁性生活。

（3）检查伴侣有无感染，如有感染，劝说伴侣立即接受治疗。治愈后3个月不复发，可以戴安全套过性生活；6～8个月不复发，可以正常过性生活。

（4）定时复诊，如有不适，及时就诊。

（5）接受科学的性知识教育，提高防病意识。

03

隐匿性阴茎矫正术、阴茎延长术后护理需注意什么

（1）术后注意阴茎皮肤和血运的观察：24 ～ 48 小时容易发生水肿，注意观察阴茎皮肤颜色有无变化，如出现明显水肿，提示回流障碍；如出现阴茎青紫、灰暗，提示阴茎缺血，及时采取措施，防止发生严重的并发症。

（2）伤口护理：保持切口清洁、干燥，避免尿液浸湿切口及敷料，包扎妥帖、牢固。适当加压包扎，注意松紧度，避免影响血液循环。

（3）出院

1）术后 1 周内尽量卧床休息，减少活动，避免辛辣刺激性食物。

2）术后 6 周内应避免性交或手淫。

3）加强营养，肥胖者应控制体重。

4）一般术后 1 个月门诊复查，如有不适、伤口愈合差或包皮内板严重水肿等情况，需随时就诊。

（4）心理护理：了解疾病的科学知识，克服自卑感和羞耻感，积极配合治疗。手术可能对阴茎勃起的自信心产生负面影响，消除心理顾虑，尽早恢复信心。

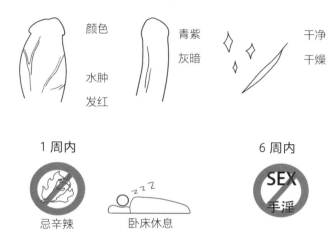

阴茎勃起功能检测怎么做

阴茎勃起功能检测主要是通过硬度检测仪实时检测阴茎勃起的硬度和维持时间，通常分为夜间睡眠检测和视听刺激检测两种模式。

（1）夜间阴茎勃起硬度检测（NPTR）：是鉴别心理性和器质性勃起功能障碍的重要方法。

（2）视听刺激勃起检测（AVSS）：是一种在清醒状态下、结合视听刺激进行的无创性功能检查方式。适用于对门诊患者进行快速初步诊断及评估患者对药物治疗的反应情况，也可用于观察患者口服 5 型磷酸二酯酶抑制剂后阴茎勃起情况。

05

阴茎敏感度检测怎么做

阴茎敏感度检测是采用微生物震动波技术，通过对龟头冠状沟各部位生物震动感觉阈值测量，定量地评价阴茎各个部位感觉神经的敏感程度。此方法可以评价阴茎背神经向心性传导功能和脑神经中枢的兴奋性，可作为筛选检查。

06

阴茎起搏器植入术后护理需注意什么

阴茎起搏器植入术是利用人工方法将硅橡胶起搏器植入阴茎海绵体内，辅助阴茎勃起而完成性交。一般适用于非手术

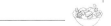

治疗无效的心理性和器质性勃起功能障碍，如直肠、膀胱、前列腺根治术后勃起功能障碍、骨盆骨折、脊髓损伤、高血压并发血管硬化、糖尿病、神经系统疾病所致的勃起功能障碍等。

术前需了解起搏器装置各部件名称和功能，便于术后使用。有合并症的先控制合并症再行手术，如感染者应控制感染、糖尿病者控制好血糖、高血压者控制血压于正常范围。术前 1 周停止服用抗凝药物。

术后护理需注意事项：

（1）术后 6 小时给予冰袋压迫阴囊处伤口，同时用毛巾托起阴囊。保持伤口引流的通畅，伤口负压球囊处于负压状态。观察引流液的颜色、性质、量，并记录。妥善固定引流管，以免其打折、弯曲、受压和脱出。拔管后观察伤口包扎处有无渗血，保持敷料清洁、干燥。术后次日可下床活动，正常饮食，避免辛辣刺激性食物。

（2）若出现以下情况需及时复诊

1）持续性疼痛、红斑、发热、结节、波动感、创口积脓时应考虑假体感染。

2）出现疼痛或局部不适感，可触到突出的圆柱体，阴囊皮肤糜烂、露出泵或导管，阴茎坚硬、红肿，考虑发生皮下起搏器糜烂。

3）龟头弯曲畸形。

4）柱体自发膨胀、柱体膨胀瘤、泵故障等机械故障，导管扭曲、漏液。

（3）多食新鲜水果及蔬菜，保证蛋、奶类、瘦肉的摄入，保持大便通畅，避免用力排便，以减轻伤口疼痛，忌烟酒。

（4）注意休息，劳逸结合。术后 2 周伤口无任何异常才可沐浴，每日温水坐浴 1 ～ 2 次。尽量穿宽松的棉质内衣裤，注意保持卫生，勤更换内衣裤。

（5）术后 4 周可尝试性生活。

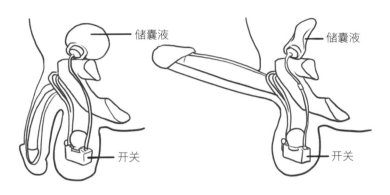

储囊液

储囊液

开关

开关

07

儿童尿道下裂术后护理需注意什么

患儿父母需全面了解疾病相关知识，减轻焦虑、担忧情绪，积极配合，主动参与护理。

（1）疼痛护理：伤口疼痛和膀胱痉挛是尿道下裂术后的常见症状。切口疼痛与局部水肿有关，膀胱痉挛常因引流管刺激膀胱三角区所致，减缓措施主要是药物控制及配合心理治疗；对 5 岁以上的患儿，阴茎发育较好的，术后常出现不同程度的阴茎勃起，夜间尤甚，可致切口裂开、出血，因此可酌情使用己烯雌酚；告诉患儿疼痛、不舒服是术后正常现象，躁动、紧张只会加剧疼痛，尽量创造优美、舒适的环境，满足其兴趣爱好需要，分散注意力，以增强镇静药物效果，提高心理承受能力，促进平稳康复。

（2）饮食指导：术后要格外重视饮食，防止过早经肛门排便，造成创口感染、裂开、尿外渗。术后当天最好禁食，第2天开始进流食。肛门排便最好控制在术后3天以后，为保持大便通畅，应鼓励患儿多饮水，多食粗纤维食品、新鲜蔬菜和水果，患儿若便秘，排便困难，必要时可使用开塞露诱导排便，避免患儿过度使用腹压排便，使尿液从导尿管外溢从而影响伤口愈合。每日排便后温水擦洗，保持皮肤清洁干燥。

（3）若有排尿困难时及时复查，确诊并发尿路狭窄者，应定期扩张，每2周1次，连续3个月。

（4）若尿瘘形成，至少需6个月至1年再做修补术。

（5）对活泼好动的学龄儿童，家长应嘱其1个月内避免剧烈运动，防止重力对阴茎的挤压、撞击、摩擦，避免损伤愈合成形的尿道。

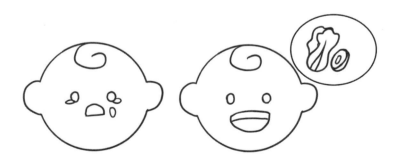

08

附睾脓肿切开引流术后护理需注意什么

（1）活动与饮食指导：急性期卧床休息，减少活动；给予高热量、高维生素饮食，禁食辛辣的食物。

（2）冷敷护理：局部冰袋冷敷过程中，防止发生冻伤。注意观察冷敷部位皮肤的感觉和颜色，有无发紫、麻木。

（3）阴囊肿大者可将阴囊托起，形成脓肿者切开引流，做好伤口的护理。

（4）心理康复与临床治疗同样重要，要树立战胜疾病的信心，积极配合治疗。

忌辛辣

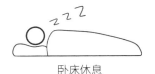

卧床休息

感觉与颜色

09

显微镜男科手术后护理需注意什么

　　显微镜男科手术包括显微镜下精索静脉结扎术、显微镜下睾丸切开取精术、显微镜下输精管吻合术（V–V）、显微镜下输精管附睾吻合术（V–E）。

　　（1）精索静脉结扎术、睾丸切开取精术：鼓励患者早期适度下床活动，术后 1 个月内避免重体力活动和剧烈体育运动，避免久坐、久站，以免引起腹压升高，致阴囊坠胀和复发等。可适当进行轻体力活动，如散步，促进血液循环。精索静脉结扎术后 1 个月内避免手淫和性生活，纵欲易加大复发率。

　　（2）V–V 和 V–E

　　1）术后住院期间尽量减少下床活动，以防伤口被扯开。

　　2）预防伤口感染：术后注意观察体温变化，保持伤口清洁干燥，建议术后 2 周方可清洗外阴及洗澡等。可在阴囊局部和内裤上喷涂长效抗菌敷料，预防湿疹和感染。

　　3）观察有无阴囊红、肿、热、痛等症状，睾丸肿胀，其原因是血液循环和淋巴循环还没完全恢复。显微镜手术精索静脉结扎更完全，导致静脉血回输变少，造成血液瘀滞，术后会出现阴囊坠胀的症状，可能比术前更加明显。这种情况直到血液侧支循环完全建立才会缓解，一般要 3 ～ 6 个月。

　　4）术后建议穿三角内裤，可以有助于托起阴囊，如果穿比较松的平角裤，可以在内裤里阴囊下垫软毛巾，将阴囊托举起来，避免疼痛。

5）避免局部摩擦（骑自行车、电动车），避免久坐、久站、长时间行走或导致腹压增高的活动。

6）3个月为一个生精周期，术后分别要在1个月、3个月、6个月、9个月、12个月时做精液常规检查（检查前需禁欲3～7天），评估治疗效果。一般可在术后3～6个月看到有精子生成，术后1个月就能找到精子的患者很少。1个月内避免手淫和性生活，以免影响吻合端的恢复。鼓励在术后1个月恢复性生活，尝试怀孕。

7）加强营养、锻炼身体、节制性生活，禁止不洁性行为。

8）手术本身并不会造成性功能障碍，但如果患者手术之后持续有心理阴影，可能会对勃起功能造成影响。

9）阴囊部触碰痛可能是术后的炎症反应，术中部分神经受损，这些疼痛一段时间后都可以得到缓解。

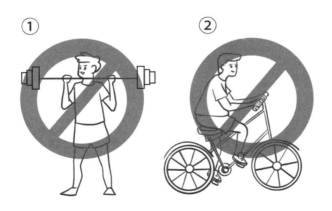

参考文献

［1］梅骅，陈凌武，高新.泌尿外科手术学（第3版）［M］.北京：人民卫生出版社，2014.

［2］孙颖浩，吴阶平.泌尿外科学（2019版）［M］.北京：人民卫生出版社，2019.

［3］黄健.中国泌尿外科和男科疾病诊断治疗指南（2019版）［M］.北京：科学出版社，2020.

［4］李云龙.实用包皮环切缝合器手术技巧［M］.北京：人民卫生出版社，2014.

［5］邓春华，商学军.男科疾病诊断治疗指南（2022版）［M］.北京：中华医学电子音像出版社，2022.

［6］邓春华，商学军.男科疾病诊疗常规［M］.北京：中华医学电子音像出版社，2022.

［7］龚以榜，吴雄飞.阴茎阴囊外科［M］.北京：人民卫生出版社，2009.

［8］联合国教科文组织.国际性教育技术指导纲要（修订版）［M］.巴黎：联合国教科文组织，2018.

［9］胡廷溢，赖妍彤.阴毛的生理作用与美学价值［J］.中国性科学，2010，9（2）：12-15.

［10］丁文龙，刘学政．系统解剖学（第九版）［M］．北京：人民卫生出版社，2018.

［11］陈孝平，王建平，赵继宗．外科学（第九版）［M］．北京：人民卫生出版社，2018.

［12］樊民胜．性学辞典［M］．上海：上海辞书出版社，1998.

［13］李炎唐．非特异性男性生殖系统感染［A］．见：吴阶平．泌尿外科学［M］．济南：山东科学技术出版社，1993：36–331.

［14］Stevermer JJ，Easloy SK. Teatment of Proslatitis［J］. Am Fam Physician，2000，61（10）：3015–3022，3025–3026.

［15］Krieger JN，Egan KJ，Ross SD，et al. Chronec pelvic pains represent the mose prominent urogenital symptom of "Chronec Prostatetes"［J］. Urology，1996，485（5）：715–722.

参考文献

附：包茎和包皮过长及包皮相关疾病中国专家共识

包皮疾病是泌尿男科的常见病和多发病，其中包茎和包皮过长又占有很大的比重，包皮环切术也是泌尿男科最常见的手术之一，主要有传统的包皮环切术、环套扎和缝合器包皮环切术等，其中环套扎和缝合器包皮环切术已经在国内各级医院得到了广泛的开展和应用，但也存在操作不规范及过度治疗等问题，规范化的诊治和培训是做好包皮环切手术和降低手术并发症的重要措施，我们在参照了国内外相关循证医学临床资料、指南及共识的基础上，编写了该共识，为泌尿男科医生对包茎和包皮过长及包皮相关疾病的诊断和处理提供合适的临床指导和参考。

一、概述

1. **定义**　包茎是指包皮口狭窄或包皮与阴茎头粘连，包皮不能上翻显露阴茎头。分生理性包茎和病理性包茎。生理性包茎是指新生儿的包皮与阴茎头之间存在生理性粘连或包皮狭窄环，导致阴茎头不能完全显露，也称原发性包茎，一般随着年龄增长可自愈。病理性包茎是因创伤、炎症、感染或医源性损伤等导致包皮阴茎头病理性粘连或包皮口出现瘢痕性增生、挛缩，包皮弹性变差，阴茎头不能显露，也称继发性包茎。

包皮过长是阴茎在非勃起状态下包皮覆盖整个阴茎头和尿道口，但仍能上翻显露阴茎头。

2. 流行病学　国内的一项青少年包皮过长和包茎流行病学调查发现：包皮过长的比例为 67.79%，包茎的比例为 10.09%，随年龄增长，青少年男性包茎患病率逐渐下降。另一项流行病学调查发现：小儿包茎患病率高，但随年龄增长逐渐下降，新生儿期、婴儿期、幼儿期、学龄前期、学龄期包茎的发生率分别为 99.70%、84.43%、48.13%、27.12% 和 11.57%。一项国际性的系统回顾性研究发现包茎的患病率为 0.5% ～ 3%。

3. 病因　生理性包茎属于正常生理现象。新生儿包皮内板和阴茎头之间均有粘连，随着年龄增长和生理性勃起出现，包皮内板和阴茎头逐渐分离，包皮自行上退，至青春期前阴茎头自然露出。3 岁后，90% 的包茎可逐渐自愈。至 17 岁时，包茎者不足 1%。有部分儿童因包皮口狭小包皮不能退缩，可妨碍阴茎头甚至整个阴茎发育。成年后出现的包茎多为后天性，常继发于阴茎头包皮炎、包皮及阴茎头损伤。反复炎症引起包皮炎性增厚，包皮口形成瘢痕性挛缩，失去皮肤的弹性和扩张能力，包皮不能向上退缩，阴茎头无法外露从而导致包茎，如出现干燥闭塞性阴茎炎，可伴尿道口狭窄。

4. 病理生理学　包皮的生理功能主要表现为包皮具有一定润滑功能和对阴茎头起到保护作用。包茎和包皮过长时，包皮腔内腺体分泌物及阴茎头变性上皮脱落，积聚在包皮腔内，形成包皮垢，可被细菌、病毒、滴虫、真菌感染，刺激包皮内板及阴茎头，引发红肿、糜烂、溃疡及瘢痕形成，严重者可造成排尿困难和尿液反流，引起尿路感染。包茎可能影响小儿阴茎头甚至整个阴茎的发育。包皮内板在炎症基础上出现鳞状上皮增生及乳头增多，并随年龄增长而加重，增加癌变风险。

二、常见的临床表现

1. **包皮垢**　多数包皮垢无特殊症状，可隔包皮触及或隔着皮肤能看到黄白色团块，粘连在包皮内板与阴茎头、冠状沟处。当伴有感染时，可出现异味、白色分泌物、阴茎头瘙痒和疼痛等症状。

2. **包皮阴茎头粘连**　主要表现为包皮无法上翻，阴茎头不能露出。并发尿路感染时出现尿路刺激征。如粘连导致尿道口狭窄，则表现为尿线变细或排尿不畅和尿频，甚至尿潴留。

3. **包皮口狭窄**　主要表现为包皮口有狭窄环，上翻显露阴茎头困难，严重者包皮口狭小呈针尖样，导致排尿气球样变。部分患者皮肤皲裂、糜烂。

4. **包皮嵌顿**　主要表现为勉强上翻包皮、性生活或手淫自慰后出现包皮水肿和阴茎局部疼痛，包皮及阴茎头明显肿胀，嵌顿部位可见明显狭窄环，其远端包皮明显环状肿胀或青紫，阴茎头明显肿大，若嵌顿时间过长，可出现溃烂、炎性分泌物、发红，严重者可出现阴茎头缺血性坏死。

5. **珍珠样丘疹**　指在冠状沟处环绕阴茎头排列整齐淡红色小丘疹，属于生理性变异。一般无自觉症状，注意不要与尖锐湿疣混淆。

三、诊断与鉴别诊断

1. 包茎 阴茎发育良好，而包皮口狭小，包皮不能翻转显露阴茎头；或可勉强上翻，在冠状沟形成狭窄环。

2. 包皮过长 阴茎在非勃起状态下，包皮覆盖于整个阴茎头和尿道口，但包皮仍能上翻显露阴茎头；或阴茎勃起时，需要用手上翻包皮才能显露阴茎头。

3. 鉴别诊断 包茎和包皮过长通过体检即可确立诊断。但需注意与同时合并小阴茎、蹼状阴茎、隐匿阴茎、埋藏阴茎和其他外生殖器畸形，如尿道下裂等鉴别。

四、相关的生殖疾病

1. 男性发育和性功能 有研究报道包茎会阻碍男性阴茎发育，影响成年男性阴茎发育程度及性功能。对包茎患者及早行包皮环切术可促进阴茎发育和改善性功能。

2. 性传播疾病 包茎和包皮过长是性传播疾病的危险因素。国际多个随机对照临床研究（RCT）结果显示：包皮环切术可使 HIV 传播率降低 50% ~ 60%。WHO 及联合国艾滋病规划署推荐在艾滋病高发地区实施包皮环切术作为 HIV 感染的预防措施。研究结果还显示，包皮环切术可降低男性 HPV、HSV-2、滴虫、梅毒、生殖支原体感染及生殖器溃疡的发生。包茎和包皮过长也是女性 HPV、HSV-2、梅毒、沙眼衣原体、生殖器溃疡、滴虫性或细菌性阴道炎等多种性传播疾病的危险因素。

3. 阴茎癌　是生殖系常见的恶性肿瘤，包皮垢长期刺激是阴茎癌发生的重要原因，有研究显示，新生儿期包皮环切术可降低 95% ～ 99% 的阴茎癌风险，儿童和青少年期的包皮环切术可降低 66% 的阴茎癌风险，但在成年期接受包皮环切术的男性中没有这种益处，未行包皮环切术的人群中阴茎癌患病率增加了 22 倍。结果提示，包茎和包皮过长是阴茎癌的危险因素。

五、治疗

1. 治疗的基本原则　婴幼儿期的生理性包茎，如无排尿困难、感染等，不必治疗。3 岁以后仍有包茎者应适当治疗。治疗包括非手术治疗和手术治疗。保持局部清洁卫生是所有包茎和包皮过长的基本治疗措施，清洗时注意动作轻柔，避免包皮、系带撕裂损伤。

2. 非手术治疗

（1）局部类固醇软膏治疗：可选用曲安奈德、氢化可的松和倍他米松等。方法为：包皮远端选用类固醇软膏等涂抹，每日 1 ～ 2 次，同时每日轻柔上翻包皮，4 ～ 6 周包皮狭窄口可松解。系统回顾研究显示其有效率达 74% ～ 92%，复发率约 14%。

（2）手法翻转：阴茎外搽复方利多卡因乳膏 30 分钟后，术者一手上翻包皮，显露尿道口及包皮内板与阴茎头的粘连，另一手用无菌纱布或消毒棉签轻轻擦拭包皮与阴茎头之间的粘连，边擦边上翻包皮至完全显露冠状沟。术后涂抹红霉素软膏等抗生素软膏，恢复包皮，以防包茎嵌顿。同时嘱每日上翻包皮及涂抹抗生素软膏。

（3）包皮口扩张法：用弯血管钳或无齿镊扩张包皮口，分离包皮内板与阴茎头之间的膜性粘连，同时清除包皮垢直至完全显露冠状沟，涂抹抗生素软膏，恢复包皮。包皮口扩张法，是应用包茎矫形器对包茎口进行持续扩张，每天 1～2 小时，持续 1～2 周。有研究表明，包茎矫形器具有降低患儿术中疼痛的程度、术后包皮水肿率和复发率、增加家长满意度等优点。

（4）气囊导尿管扩张法：向插入包皮内板与阴茎头之间的腔隙的导尿管气囊注气，达到分离粘连、扩张狭窄包皮口的目的。方法：阴茎外搽复方利多卡因乳膏 1 小时后，用弯血管钳或无齿镊轻柔扩张包皮外口，选择合适型号的气囊导尿管缓慢插入包皮腔，逐渐向气囊内充气至包皮外口被扩张超过阴茎头的最大直径 3～4mm 时停止注气，维持气囊于最佳充气状态约 30 秒后放气完成扩张。

3. 手术治疗

（1）适应证：①病理性包茎；②包茎或包皮过长者，伴反复发生包皮、阴茎头炎，且急性感染已得到控制；③包茎或包皮过长伴有包皮良性肿瘤或尖锐湿疣等；④包皮虽能翻转，但可见明显狭窄环，易造成包皮嵌顿；⑤包皮慢性炎性增厚，阴茎勃起致包皮皲裂，影响性交或有包皮嵌顿倾向；⑥因美容、宗教信仰等原因要求手术者；⑦包皮过长，其配偶有反复发作阴道炎、宫颈炎等生殖道感染；⑧儿童包茎存在后尿道瓣膜、膀胱输尿管反流，反复泌尿系感染者。

（2）禁忌证：①难以纠正的凝血功能异常，有明显出血倾向；②阴茎发育异常，如隐匿性阴茎、蹼状阴茎、尿道下裂或上裂、阴茎弯曲、阴茎旋转不良等；③急性包皮炎、阴茎头炎、尿道炎等；④可疑包皮恶性肿瘤、无法同期行局部切除者；⑤合并精神分裂、躁狂症等精神疾患，病情未充分得到控制者。

（3）手术方式与方法：包皮环切术是目前开展最广泛的泌尿男科手术。术式分为传统术式和器械辅助术式。传统术式存在手术时间长、有时出现术后外形不美观、残留包皮不对称、术后包皮系带处肉赘形成和术后并发症较多等问题。国内已开展了多种自主创新的微创手术方式（器械辅助术式），多项 RCT 研究显示：比较传统包皮环切术，器械辅助包皮环切术具有手术时间更短、术中疼痛轻和术后外形更美观等优点，已在临床上得到了广泛的应用。但传统手术作为泌尿男科基础的手术，在开展器械辅助法包皮手术时，术者应具有开展传统手术及处理手术并发症的能力。

1）传统包皮环切术：常用的术式为背侧切开包皮环切术，手术注意保留适宜长度的系带及包皮内板 0.5～0.8cm，剪除多余包皮时注意两侧对称，彻底止血，以电凝止血时注意功率不可过大，缝合时系带对位准确。其他的改良术式，如血管钳包皮环切术和袖套式包皮环切术等也可选择。严重的包皮阴茎头粘连、包皮瘢痕化等情况更适合行传统手术。

2）包皮环套扎：①外置环法：在阴茎外冠状沟处套上尺寸合适的内环，将包皮外翻套在内环上、再套外环。对包茎患者，需剪开包皮背侧。注意外环切缘需调整至距系带约 1cm、距冠状沟约 0.5cm 处。②内置环法：内环置入包皮腔后，不翻转包皮，直接将外环套入。注意选择尺寸合适的套环，调整包皮内、外板使之对称，外环要卡在内环槽内。

3）缝合器法：术中以止血钳对称提起包皮缘或用缝线环形荷包贯穿缝合包皮，包皮腔内置入钟形阴茎头座，纵轴与阴茎纵轴背侧倾 45° 左右，以保持钟沿与冠状沟方向平行，用束带或缝线扎紧包皮。

切割时维持 5～10 秒以保证包皮切割彻底，切割完毕立即用纱布加压按住切割部位 2～3 分钟，术后自粘弹力绷带适度加压包扎。切割后，术中如发现明显出血压迫无法止血时，宜缝合止血。自粘弹力绷带适度加压包扎切口，留观 30 分钟，观察阴茎头血供，必要时调整弹力绷带松紧度。

4）手术并发症及处理：术者需接受系统和规范化培训，掌握手术技巧，严格遵循无菌操作规则，加强术后护理，避免并发症发生。手术并发症与所选择的手术方式以及术者的操作技巧、经验有关，发生率为 1%～16%。

包皮环切术后常见并发症有切口出血、感染、包皮水肿；少见并发症有阴茎坏死、包皮切除过多或过少、切口裂开、阴茎头嵌顿、尿道口狭窄等。①切口出血、血肿：主要为出血点处理不当或缝合线脱落，或术后护理不当、阴茎过度勃起、凝血功能障碍等。环类器械出血及血肿概率较低，缝合器类器械如操作不熟练，血肿发生率略高。较小的切缘渗血可用纱布加压包扎；出血较多或血肿形成者需打开切口、清除血肿、缝扎止血。②切口感染：不同手术方式发生率略有不同，多因术前包皮和阴茎头的炎症未得到控制、术中消毒不彻底、术后包扎不严密、尿液浸渍敷料等致切口污染、继发细菌感染。治疗方法包括去除病因、清洁创面、选用敏感抗生素等。③包皮水肿：不论何种手术方式，患者术后多有不同程度的包皮水肿。近期水肿多因静脉与淋巴回流障碍、系带保留过多、包扎过紧、勃起过频、过早活动或长时间站立等原因所致。远期水肿多见于瘢痕体质、缝线异物反应以及早期水肿处理不及时等。早期水肿的处理包括保持阴茎于上位，弹力绷带加压包扎、局部热敷、适当服用消肿药物等；远期顽固水肿主要为淋巴水肿，可考虑皮下水肿组织及部分多余包皮切除。即便伤口愈合后，建议仍适度加压包扎2～3周，避免出现顽固性水肿。临床上使用电生理（经皮电刺激）技术促进静脉、淋巴回流可改善包皮术后的近、远期水肿，更多的循证医学依据需要进一步丰富、相关机制有待进一步深入研究。④阴茎坏死：少见但严重，近年多见于包扎过紧、过久而未及时复诊及换药者，罕见的原因有手术损伤阴茎、局部麻醉药中加用肾上腺素以及坏死性筋膜炎。一旦怀疑阴茎坏死，应高度重视。在有效抗菌治疗下，及时清创，勤换药，必要时植皮、整形修复。⑤包皮切除过多或过少：手术如果不注意调整切除范围，容易出现切除过多或过少的问题。包皮切除过多或过少但不影响性生活者，可予观察。包皮切除过多，导致系带过短，如有阴茎勃起疼痛或牵扯感、阴茎弯曲等影响性生活者，可考虑手术矫正。术前标记好系带位置或者应用有系带保护功能的吻合器有利于对系带的保护。⑥包皮切口裂开：分局部裂开与全层环形裂开，前者多见于切口血肿、感染、缝合过紧、缝线或吻合钉过早脱落，后者多见于术后过早性生活或手淫。治疗上应先去除病因，局部裂口长度小于2cm、无感染者可自行愈合；局部裂口较大者，感染控制后行清创缝合；全层环形裂开者应立即清创缝合。不同手术方式出现切口裂开发生率及程度略有不同，环类器械拆环后略高。⑦阴茎头嵌顿：多见于包皮皮下狭窄环未完全切开或术后新的狭窄环形成、环套器或缝合器型号选择过小者。嵌顿一旦发生，应立即将狭窄环切开或纵切横缝，使用缝合器手术者应剪开吻合钉橡皮垫圈。⑧包皮口狭窄：包皮环切术中保留包皮内板过多、切口感染或患者瘢痕体质，可能发生包皮口瘢痕狭窄，需再次手术切除狭窄环，但注意保留足够的包皮。⑨尿道损伤：各种术式均可引起，如包茎时包皮口与尿道外口粘连紧密，血管钳分离或背侧剪开时损伤尿道外口；内置环下压倾斜腹侧过多时，压迫系带及腹侧尿道缺血形成尿瘘；系带处冠状沟分离不彻底和系带过短，吻合器激发时切割阴茎头腹侧和尿道外口。⑩尿道口狭窄：多见于包茎反复感染、术中包皮粘连严重又不慎损伤尿道外口者，罕见于消毒液过敏、闭塞性干燥性阴茎头炎者。轻症患者可定期尿道扩张，狭窄严重者应行尿道外口切开或成形术，注意术中取活检。术后可局部应用皮质类固醇软膏预防复发。⑪脱钉困难：见于缝合器手术，与术后包扎没有把包皮展平、未做加压包扎引发水肿、操作时倾斜严重及个人体质差异有关。有硅胶垫圈的缝合器可避免吻合钉嵌顿入组织，有利于吻合钉的脱落。若缝合钉45天仍未脱落，需人工拆除。其他罕见的并发症有皮桥、包皮囊肿、尿道损伤、阴茎下弯、阴茎皮下硬结、阴茎痛性勃起、尿潴留、包皮粘连等，一旦发生按相关疾病诊疗原则处理。

（4）围术期准备及护理：包皮手术术前需备皮，保持包皮及会阴部局部卫生清洁，手术当天穿较宽松裤子，术前一般不需要口服抗生素或非甾体抗炎药。麻醉多选用局部浸润麻醉，1%利多卡因在阴茎根部环形阻滞；小儿可使用局部麻醉药膏，如复方利多卡因乳膏或丁卡因乳膏，术前半小时以上外搽覆盖整个阴茎。婴幼儿需使用全身麻醉，并加强监护，保证安全。术后视情况可口服抗生素、非甾体抗炎药及消肿药物，勃起频繁引起疼痛的患者可考虑短期口服雌激素类药物减少勃起，缓解不适感。

传统包皮手术和环类套扎术一般术后 24 ～ 48 小时换药并观察恢复情况。缝合器包皮手术术后密切观察 30 分钟，包扎过紧者需松解绷带重新包扎，一般术后 48 ～ 72 小时换药，拆除加压包扎绷带观察创面愈合情况，再适当减压包扎，此后每天可用碘伏等清洗创面，缝合钉 1 周后开始脱落，2 ～ 3 周为脱钉高峰，超过 45 天仍未脱钉者须手工拆除。术后 1 周一般可正常淋浴及进行日常活动，一般建议术后禁欲 6 周，临床实践中可根据患者手术伤口局部恢复的具体情况确定。

六、随访

1. 术后随访

建议术后随访 4 ～ 6 周，主要内容包括：切口愈合情况、术后疼痛评估、术后并发症以及患者满意度等。

2. 健康教育

随着人们健康意识水平的提高，生殖健康已日益占有重要的地位。但由于受传统观念影响，对生殖健康缺乏了解者仍大有人在，导致因包茎或者包皮过长引起的继发性感染仍居高不下。应加强新生儿男性生殖健康知识宣传与教育，对新生儿父母及各阶段学生的生殖健康知识教育，开设生殖健康课程，增强生殖健康的自我保护及保健能力。并在新生儿体检和入学体检时，对男性应注重生殖系统检查。指导男孩自儿童时期就时常将包皮上翻进行清洗，包茎者适时行包皮环切手术。避免包皮环切术能治疗早泄的错误认识。开展健康教育可采取书籍、媒体等多种形式，互联网新媒体的出现，丰富了教育形式和内容，有助于改善男性健康教育的效果。

七、部分包皮常见疾病简介

1. 包皮炎症

与阴茎头的炎症常同时存在，合称为包皮龟头炎。其病因分为感染与非感染因素。感染性因素包括真菌、细菌、病毒、滴虫等，非感染因素则包括化学刺激、创伤、肿瘤或过敏等。包皮过长或包茎以及局部卫生状况不良是其诱发因素。常见的包皮龟头炎有下几种。

（1）念珠菌性包皮龟头炎：主要表现为浸渍或干燥的暗红色外观，散发小丘疹或斑点状红斑，可伴痒痛。一线治疗措施为外用克霉唑乳膏或咪康唑乳膏，每日2次，连续1～3周；症状严重者除局部抗真菌药物外，可给予氟康唑150mg一次性口服或局部联合使用低效类固醇激素乳膏。反复发作或迁延不愈者可行包皮环切术。

（2）细菌性包皮龟头炎：需氧菌感染常见致病菌为金黄色葡萄球菌和链球菌，表现为均匀性红斑，伴或不伴水肿。推荐治疗方案为红霉素500mg，每日1次，连用1周或克拉维酸375mg，每日3次，连用1周。必要时可加用倍他米松乳膏，每日1次。反复发作或迁延不愈者可行包皮环切术。若为厌氧菌感染，推荐方案为甲硝唑400～500mg，每日2次口服，连用1周。

念珠菌或细菌性包皮龟头炎，均可使用中药煎汤外洗或中成药外涂，常用中药如苦参、黄柏、野菊花、黄芩、地肤子、白鲜皮、白矾、蛇床子、薄荷等。清洗 5 分钟，洗完直接擦干，早晚各 1 次，疗程为 7 天。或者应用复方黄柏液涂剂、苦参凝胶外用，涂抹于包皮龟头，早晚各 1 次，疗程为 7 天。

（3）干燥性闭塞性包皮龟头炎：也称硬化性苔藓，确切病因不明，目前认为可能与尿液慢性刺激、感染或自身免疫有关。典型表现为包皮或阴茎头呈瓷白色并增厚。病变可累及包皮、阴茎头及尿道口。常见并发症有包茎、尿道狭窄和恶变为鳞状细胞癌（风险为 2% ～ 8%）。确诊需要病理学检查。未行包皮环切者包皮环切术是一线治疗方法，如有尿道外口狭窄同时行尿道外口切开术，切除的包皮组织须送病检。术前或术后可配合局部外用强效糖皮质激素制剂，如丙酸倍氯米松。已行包皮环切者可局部外用强效糖皮质激素制剂或钙调磷酸酶抑制剂，如他克莫司软膏。

2. 包皮损伤

（1）病因和分类：①包皮损伤按损伤的机制分为：闭合性损伤、开放性损伤和医源性损伤；②包皮损伤的类型包括：挫伤、切割伤、咬伤、撕裂伤、烧伤、冻伤和放射性损伤，以及特殊类型的包皮拉链伤、性行为引起系带裂伤和阴茎绞窄包皮损伤。

（2）诊断：包皮的损伤常涉及阴茎和阴囊损伤。在诊断包皮损伤时应注意以下几个问题：①包皮损伤的程度；②包皮损伤的类型；③有无合并阴茎和阴囊损伤。

（3）治疗：对于包皮挫伤的处理，主要包括冷敷包皮及阴茎，1 ～ 2 天改为热敷，以促进淤血的吸收，较大的血肿应切开止血，清除血肿。中后期创面常常需要暴露，以保持干燥，促进愈合。包皮切割伤常并发阴茎切割伤。如未伤及阴茎血管，一般可做一期清创缝合。对伴有阴茎主要血管损伤的阴茎部分或完全离断，应行阴茎离断再植术。

动物咬伤包皮及阴茎，常导致阴茎、阴囊皮肤撕脱伤。必须进行彻底清创、修补以及抗生素的合理及时运用等。根据损伤具体状况，行清创术、包皮环切术或修补术，同时注射破伤风和狂犬疫苗。术后进行创面皮肤护理，以及抗感染、扩血管治疗。包皮撕脱伤如损伤轻微无皮肤缺损，可彻底清创后缝合。对于会阴部皮肤挫伤严重而阴茎海绵体、睾丸完整无损伤者，及时覆盖创面保存外形与功能至关重要。

对于特殊类型的包皮拉链伤和性行为引起的系带裂伤，前者可用外科骨剪解除拉链嵌顿，如果有包皮裂伤等，行清创缝合处理；后者争取尽早行原位系带缝合术，如伴有包皮过长及系带过短，可同时行包皮环切及系带成形术。包皮绞窄的治疗，应尽早解除绞窄的原因，使阴茎及包皮的血循环尽快恢复。注意取除绞窄物时应保护好阴茎组织，防止进一步损伤。

3. 包皮肿瘤

并非少见，好发于表皮的各种肿瘤均可发生于包皮，其中以包皮囊肿、乳头状瘤及鳞状上皮细胞癌最常见。包皮肿瘤可分为良性肿瘤与恶性肿瘤。包皮慢性溃疡、慢性包皮阴茎头炎等良性病变可发生恶变，故可认为包皮癌前病变。

（1）包皮良性肿瘤：包括包皮囊肿、乳头状瘤、脂肪瘤、纤维瘤、血管瘤等良性肿瘤，易于发现和诊断。治疗上根据肿瘤大小、有无症状及患者意愿行单纯肿瘤切除术或同时行包皮环切术。其中，包皮乳头状瘤容易恶变，故应早期手术切除；若病灶多发并累及阴茎，应行病灶切除。切除的组织应病理检查，证实为恶变者按阴茎癌处理。

（2）包皮恶性肿瘤：包括包皮癌、恶性黑色素瘤、Queyrat 增殖性红斑、Bowen 病、巨型尖锐湿疣等。对于这些包皮恶性肿瘤，早期诊断和及早手术治疗是最根本的治疗方法。手术切除范围取决于病灶的大小和病理学检查结果，包括原发癌的切除、阴茎部分切除术、根治性阴茎全切除术和腹股沟淋巴结清扫术等。

来源：中华男科学杂志. 2021，27（9）：845-852. 包茎和包皮过长及包皮相关疾病中国专家共识。